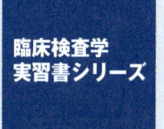

臨床検査学
実習書シリーズ

輸血・移植検査学
実習書

監修 一般社団法人
日本臨床検査学教育協議会
編 永尾暢夫

医歯薬出版株式会社

『臨床検査学実習書シリーズ(全11巻)』の発行にあたって

　臨床検査技師教育は昭和46年（1971年）にその制度が制定されて以来，本年で37年目を迎えた．また衛生検査技師教育を含めると約半世紀がたとうとしている．その間に臨床検査学の教育内容も充実し，確立したものとなった．今から約8年前の平成12年（2000年）に臨床検査技師学校養成所指定規則の改正が行われ，カリキュラムが大綱化された．それは科学技術の発展に即応した先端技術教育の実践や，医療人として豊かな人間性と高い倫理性をもつ人材の育成，そして総合的なものの考え方や広い視野の下で，医療ばかりではなく，予防医学・健康科学・食品衛生・環境検査などにも対応できる教育の充実を目標として改正されたものだった．時代の変遷とともに求められる臨床検査技師というものが変化し，技術主体から問題解決能力をもつ臨床検査技師の育成が求められるようになった．しかし，いくら自動化や機械化が進んだとしても臨床検査技師の養成に技術教育をお座なりにしてよいものではない．卒前教育において十分な基礎技術を身につけ，現場にあってどんな場面においても的確に対応できる人材が必要となる．

　日本臨床検査学教育協議会は平成18年（2006年）の法人化に伴い事業の一環として実習書の発行を企画した．その目的は，現在，標準となる臨床検査学の実習書がないこと，そして実習内容は各養成施設独自に定められており卒前教育として必要な技術が明確になっていないことなどがあげられる．それに加え，学内実習の標準化がなされれば臨地実習の内容統一にもつながってくることが期待される．このようなことからも実習書の作成は急務なものであった．医歯薬出版株式会社の協力の下，この『臨床検査学実習書シリーズ（全11巻）』が発行されることは，今後の臨床検査技師教育の発展に大きな足跡を残すことになると編者一同自負している．

　編者は日本臨床検査学教育協議会の理事を担当されている先生に，そして執筆者は現在，教育に携わっている先生方を中心にお願いした．いずれも各専門科目において活躍し，成果を上げられている方がたである．

　利用するであろう臨床検査技師養成施設の学生は，本書を十分に活用し，臨床検査技師として必要な技術を身につけていただき，将来，社会で大いに活躍することを願うものである．

2008年8月

有限責任中間法人（現・一般社団法人）日本臨床検査学教育協議会・理事長

三村　邦裕

序文

　臨床検査技師教育に携わる学校の教員で構成されている団体「一般社団法人日本臨床検査学教育協議会」（以降，教育協議会）が，法人化を記念して教育の現場で使用する実習書の作成に取り組むことになった．本書はそのなかの1冊で，輸血・移植医療の現場で必要とされる技術のうち，卒前教育として最低限，学んでおかなければならないと考える赤血球系の検査を中心に取り上げた．

　執筆は，教育協議会に所属する全国の臨床検査技師教育に携わる施設の先生がたのなかから特に脂の乗った若手教育者を中心とし，特殊な専門分野については，臨床・研究現場の第一戦でご活躍の先生がたにお願いした．おかげで本書は，将来，臨床・研究の現場で活躍するであろう臨床検査技師の卵の実習書としてふさわしい形に仕上がったと自負している．

　学生諸君がこのことをわきまえて本書を活用し，大いに学び，明日の医療に未来を感じ，患者さんの利益と幸福を第一に考える医療人に育つための一助になれば，編者としてこれに勝る喜びはない．また，現場で活躍している技師の方がたにも，臨地実習教育の場で学生指導のために広く活用していただければと願う次第である．

　おわりに，本書の上梓にあたり，多大なご尽力とご厚意を賜った医歯薬出版株式会社と関係者の皆様に心から御礼を申し上げたい．

2010年4月

編者／執筆者を代表して　**永尾　暢夫**

目次

『臨床検査学実習書シリーズ（全11巻）』の発行にあたって　iii
序文　v

I ── 輸血・移植検査実習の到達目標　1

II ── 器具と試薬　3
1　器具　4
2　試薬　8

III ── 検査用検体と手技　13
1　検査用検体（血液）　14
2　検査用検体（唾液）　17

IV ── 輸血検査　19
1　赤血球系の血液型　20
　1　ABO血液型　20
　2　Rh血液型　28
2　不規則抗体の検索と同定　33
　1　抗グロブリン試験（クームス試験）　33
　2　不規則抗体検査法　35
　3　直接抗グロブリン試験（直接クームス試験）　41

3 交差適合試験　45
　1　交差適合試験　45

4 タイプ＆スクリーン　49
　1　タイプ＆スクリーン（type and screen）　49

5 血液型不適合妊娠　53

6 輸血の品質管理　55

V　血液媒介感染症の検査　57

1 HIVの抗体スクリーニング検査　58
　1　PA法——定性　58

2 HIV-1の遺伝子検査　61
　1　RT-PCR法——定性　61

3 HIVの確認検査　66
　1　ウエスタンブロット法　66

4 肝炎ウイルス検査　69
　1　HBs抗原検査（HBVジェノタイプ判定）　69
　2　HBc—IgM抗体検査　71
　3　HCV抗体検査　72

VI　アドバンスコース　75

1 ゲルおよびビーズカラムによる輸血検査　76
　1　ゲルカラム凝集法　76
　2　ビーズカラム遠心凝集法　78

2 レクチン（植物性凝集素）　83

VI

3 糖転移酵素の測定 ... 85

4 HLA検査 ... 87
   1 リンパ球の単離とリンパ球浮遊液の調製 87
   2 リンパ球細胞傷害試験（LCT法） 90

5 血小板抗原抗体検査 ... 93
   1 血小板抗原検査 93
   2 血小板抗体検査 95

6 好中球抗原抗体検査 ... 103
   1 自然食作用抑制試験 103

VII 実習計画モデル ... 109

1 学内実習標準モデル ... 110

VIII 臨地実習とのかかわり ... 113

1 臨地実習に望むもの ... 114

2 臨地実習モデル ... 115

付

1 凝集反応の強さの分類とスコア化 ... 120

2 遺伝子頻度・表現型期待値の計算方法 ... 120

3 家系調査時の血液型判定誤りのみつけ方 ... 121

4 資料 ... 122
   血液製剤の使用にあたって 122
   認定輸血検査技師制度 123

I
輸血・移植検査実習の到達目標

1 輸血・移植検査実習の到達目標

臨床における輸血業務は，今や単に輸血検査のみならず，臓器移植を含めた幅広い内容に拡大され，医療の高度化と安全性確保の観点からなくてはならない領域になり，学問としても体系化されてきている．そして，その分野の知識の蓄積と技術革新には目を見張るものがある．そのようななかで，臨床あるいは研究の場で働く臨床検査技師にとって，輸血・移植関係の知識と技術は，医師と同等，あるいは内容によっては医師より高度のものが求められてきている．赤血球系はもちろんのこと，HLA，HPA，HNA系などの幅広い分野と高度な知識・技量が要求される．しかし，これらすべてを在学中に学生教育として習得すること，させることは，教育機関の成り立ち，教育年限の違いから同様に行うことには無理がある．そこで，最低限習得してほしい知識・技術は何かを考え，本書を作成することを試みた．講義内容としては輸血・移植医療の現状を鑑みて，赤血球系のみならずHLA系，HPA系などについても幅広く学ぶ必要があると考えるが，技術の習得つまり学内実習においては，輸血の基礎である赤血球系の技術習得が最低条件であることは衆目の一致するところであろう．そこで，赤血球系を確実に，どこの教育施設においても習得させ，あとは各教育施設の状況に応じて赤血球系以外の分野も習得するかたちがよいと考える．

以下は，編者が臨床検査技師教育において最低限学んでほしいと切望する実習項目であり，本書もその考え方をもとに構成した．

(1) ABO血液型（オモテ検査：スライド法，ウラ検査：試験管法）
(2) 唾液によるABO血液型検査
(3) Rho血液型検査（試験管法，スライド法）
(4) D陰性確認試験
(5) 抗グロブリン試験（直接・間接法）
(6) 不規則抗体スクリーニング検査
(7) 不規則抗体同定検査
(8) 交差適合試験（生理食塩液法，ブロメリン法，アルブミン法，間接抗グロブリン試験）
(9) 吸着解離試験（予想される抗原の確認法として有用）

（永尾暢夫）

II

器具と試薬

1 器具と試薬

前章で記載したように，本書は，輸血の基礎である赤血球系の検査を中心として述べることに主眼を置いていることから，器具と試薬についてもその範疇を越えないものを紹介することとした．

1 器具

1. **卓上遠心器（スイングタイプ）**
   - 血清分離など検査用検体の遠心に用いる．
   - （吸着）解離試験などにも用いられる．
   - スイングタイプの遠心器はHLA検査のリンパ球の分離（比重・遠沈法に必要）にも使用できる．

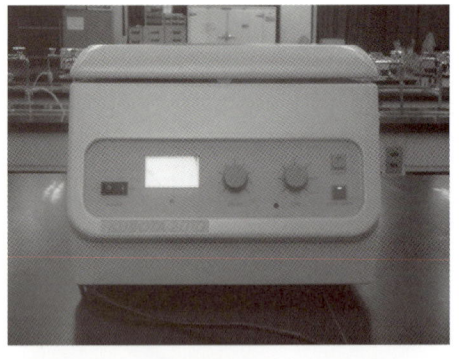

2. **卓上遠心器**
   - 血清分離など検査用検体の遠心に用いる．
   - （吸着）解離試験などにも用いられる．

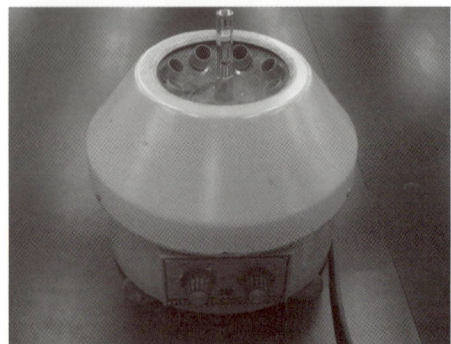

3. **クームス専用遠心器**
   - 12mm×75mmの小試験管を用いた抗グロブリン試験時の自動洗浄・遠心が行える．

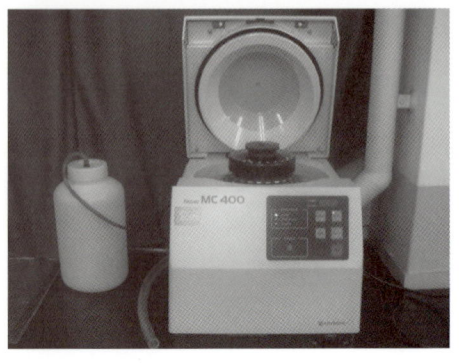

4. クームス遠心器（簡易型）

- 12mm×75mmの小試験管を用いた抗グロブリン試験時の洗浄・遠心が半自動で行える．

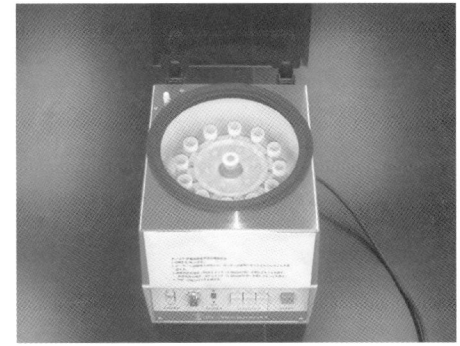

5. 恒温槽

- 簡易型の恒温槽で，37℃，56℃など室温から100℃の間で温度を自由に設定できるので，抗原抗体反応の浴槽，非働化の浴槽，解離試験（熱解離法）の浴槽などとして利用．

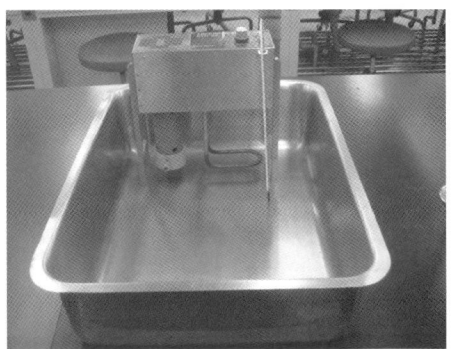

*非働化：補体の易熱性成分（C1, C2, C5, C8, C9, Factor B：C9は易熱性でないとする記載もある）を壊して補体の活性（働き）を止めること．56℃，30分加熱処理する．沈降反応は補体の活性によって反応が遅延するので，非働化処理血清を用いる．

6. 試験管立て（50本用）

- 輸血検査業務ではよく用いる試験管立てで，12mmの径の試験管を用いるときに使用することが多い．

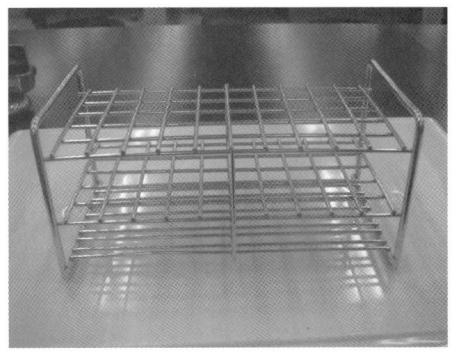

7. ピペット台とピペット

- 手前1列目：パスツールピペット（ゴムキャップつき：血清分離・分注などに使用）．
- 2列目：パスツールピペット（ゴムキャップなし）．
- 3列目：1ml先端メスピペット．
- 4列目：5ml先端メスピペット．
- 5列目：10ml先端メスピペット．
- パスツールピペットの握り方（右図）：パスツールピペットには幾通りかの持ち方があるが，ここに示したのは輸血検査における握り方．片手でゴムキャップを外せるので操作性がよい．

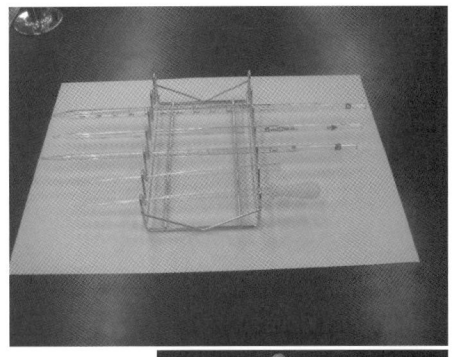

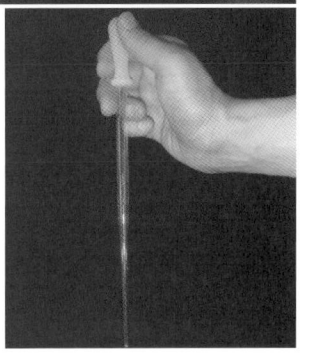

8. マイクロピペット

- μl単位の量を採取できるピペットで,正確に必要量が採取できる.採取量が変えられない固定式と,採取量が変えられる可変式のタイプがある.感染症対策の一環として先端ピペット,吹き出しピペットの代用として使用.多くのメーカーが販売している.右図はその一例である.

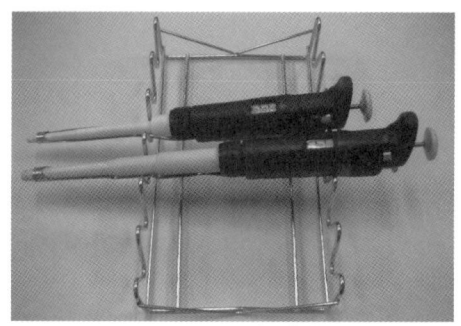

a:Gilsonのマイクロピペット（可変式；上：20～200 μl,下：100～1,000 μl）

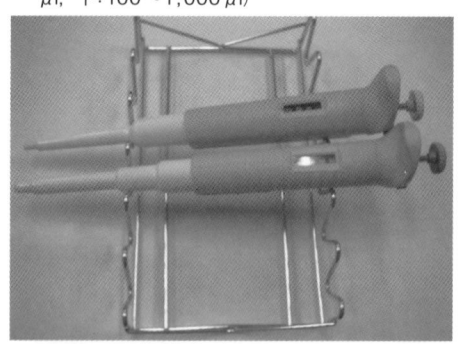

b:Nichipet EX（可変式；上：20～200 μl,下：100～1,000 μl）

9. スピッツ

- メモリつきとそうでないものがあるが,用途に応じて使い分ける.
- 血液などの検体採取,浮遊液作製時に用いる.

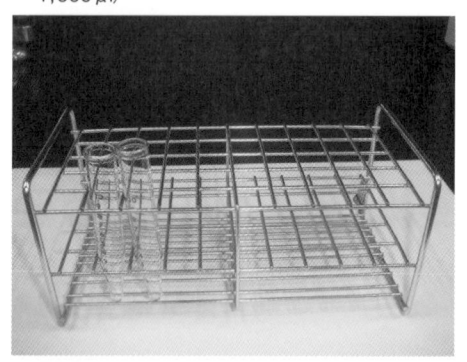

10. 試験管（12 mm×105 mm）

- 抗体価の測定,被凝集価の測定など,あらゆる主として凝集反応による抗原抗体反応を行うときに用いる.

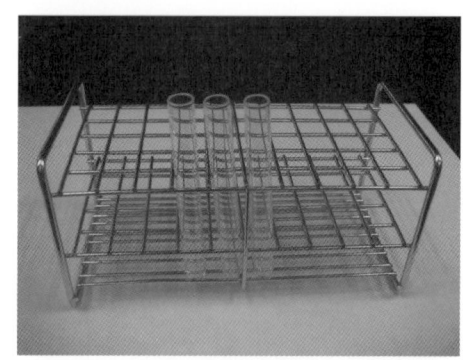

11. 試験管（12 mm×75 mm）

- クームス専用・半自動遠心器を用いるときに使用.

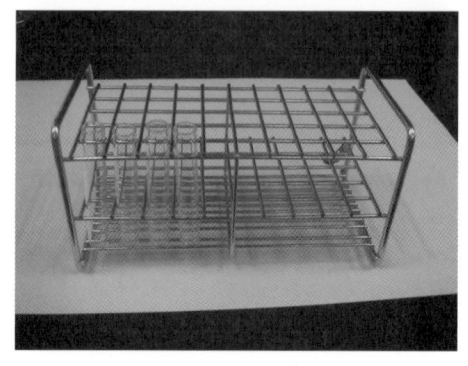

12. 噴射ビン
- 生理食塩液，純水などを入れておき，試験管への分注作業に用いる．

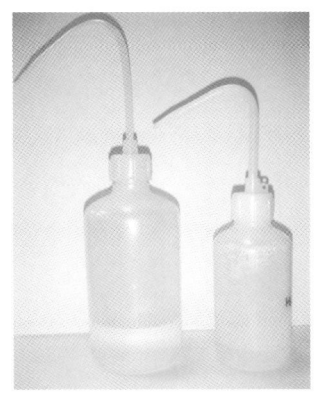

13. ロート
- 試薬の濾過，血餅からの血球の作製などに用いる．

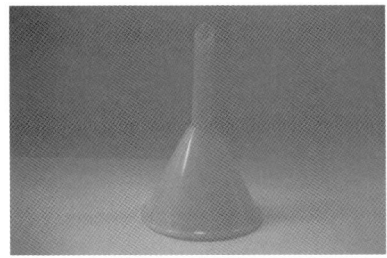 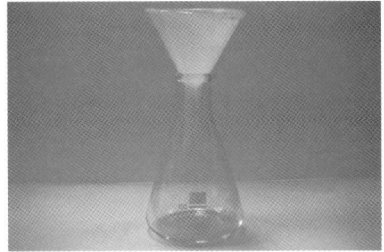

14. ポリバケツ
- 簡易廃液処理などに使用（用途範囲が広い）．

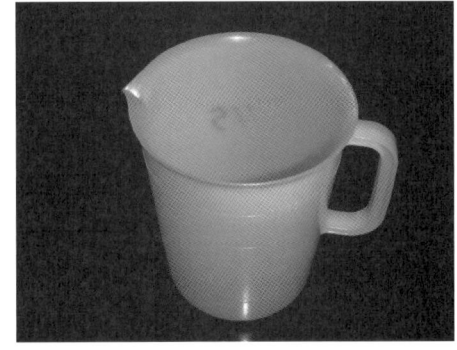

15. ビューイングボックス（観察箱）
- 凝集・溶血などの反応観察時に用いる．
- Rho(D) のスライド法を行うときの必需品．

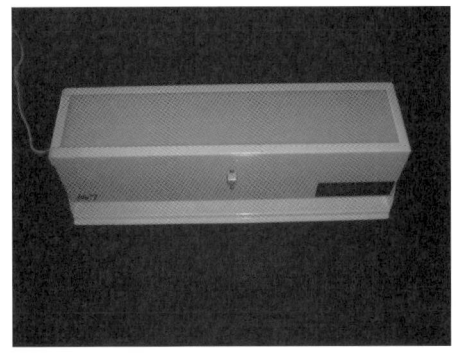

16. 木棒
- 白樺の木を原料にしている．
- ABO血液型のオモテ検査に用いられる．

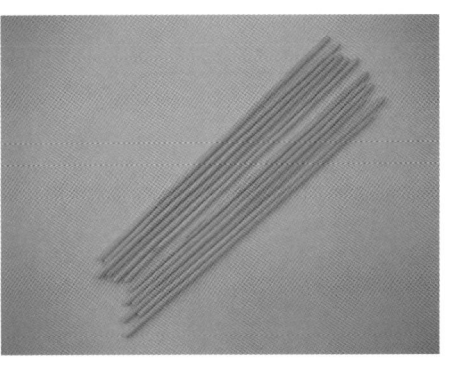

（永尾暢夫・後藤正徳）

2 試薬

1. 抗A, 抗B
- ABO血液型のオモテ検査に用いる．モノクローナル抗体による製品が広く市販されている．国際標準品と同等の力価をもつものと基準で定められている．
- 抗A（左）は青色，抗B（右）は黄色に着色されている．
- 有効期限は2年．

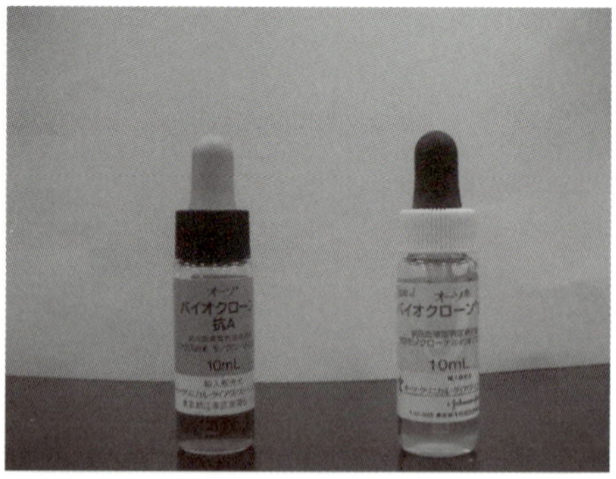

2. 抗D
- Rh血液型のD抗原の検査に用いられる．モノクローナル抗体単独，ポリクローナル抗体と混合されたものなどが市販されている．
- 有効期限は2年．
- 抗D（左）とRh-hrコントロール（右）．

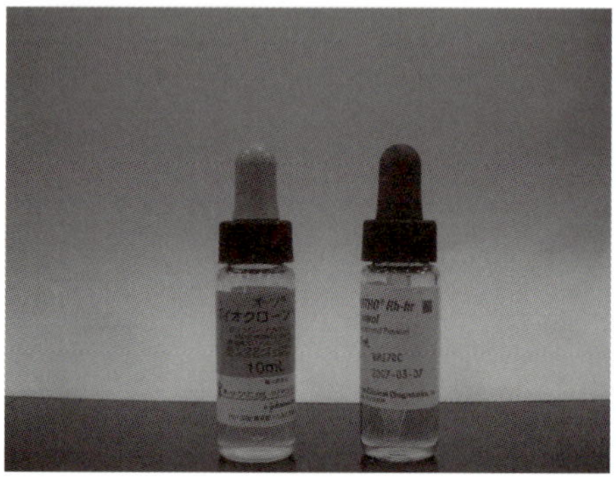

3. レクチン
- レクチン（植物性凝集素）とはラテン語の*legere*（選び出す）から転じた言葉で，抗体の性質を示すが，植物性凝集素として抗体とは別分類にして扱われる．
- 特に以下の2種類のレクチン（抗A_1，抗H）はABO血液型（特に亜型・変種：variant）の検査に必須である．生理食塩液などで適当な濃度（10％程度が多い）に調整して抽出，使用する．

a：*Dolichos biflorus*（抗A_1：ヒマラヤ原産フジマメの種子）
α-d-Gal NAc（*N*-acetyl-galactosamine）に親和性を示し，抗A_1のほかに抗Tn，抗Cadの特異性を示す．

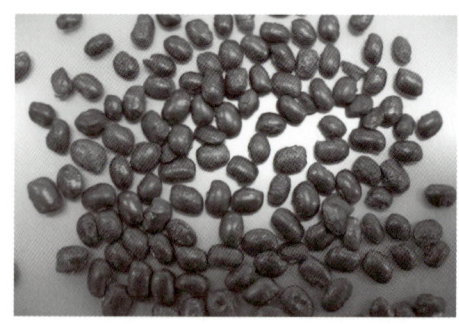

＜Ortho社提供＞

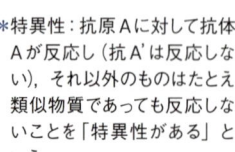

*特異性：抗原Aに対して抗体Aが反応し（抗A'は反応しない），それ以外のものはたとえ類似物質であっても反応しないことを「特異性がある」という．

b：*Ulex europaeus*（抗H：ハリエニシダの種子）

　α-L-fucoseに親和性を示し，ABO血液型の基本物質Hに対する特異性を示す．わが国では，にが瓜の種子が代用されている．

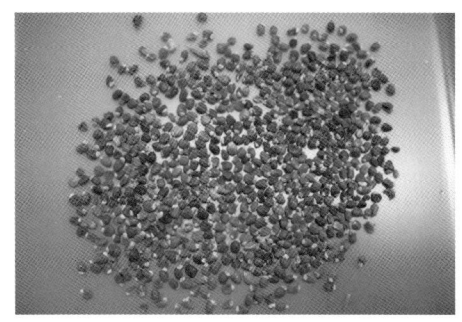

＜Ortho社提供＞

c：にが瓜

　抗Hの特異性をもち，*Ulex europaeus*の種子の入手が困難なわが国においては，安価に入手できる貴重な抗Hレクチンである．

　ほかに*Phaseolus lunatus*（抗A），*Laburnum alpinum*（抗H），*Lotus tetragonolobus*（抗H：みやこぐさ），*Vicia graminea*（抗N），

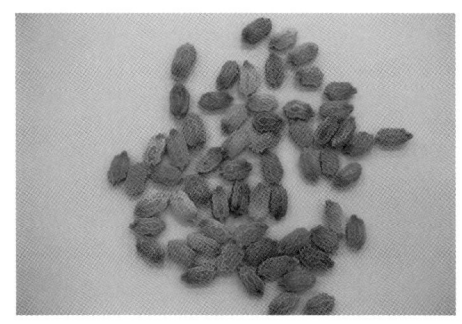

Vicia unijuga（抗N：なんてんはぎ），*Arachis hypogaea*（抗T：落花生），*Salvia sclarea*（抗Tn），*Gliffonia simplicifolia* II（抗Tk：GS II）などがよく知られている．

4．ウシアルブミン

- 溶液のイオン強度を下げることにより反応の増強効果をもたらす．つまり，赤血球の陰性荷電を減じて血球間の反発力を下げることにより，抗体が付着した赤血球を凝集しやすくする（凝集の第2段階に関与する）．

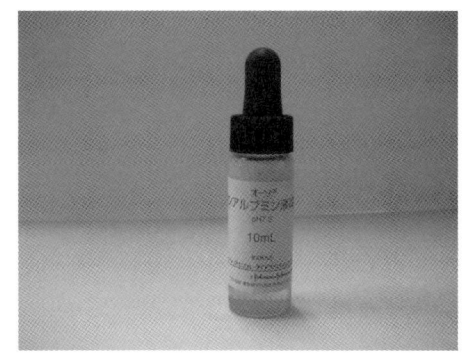

- 抗グロブリン試験の前処理的に用いられる．
- 市販されているものに22％ウシアルブミン（図），30％ウシアルブミン，重合ウシアルブミンがある．
- 重合ウシアルブミンを用いる場合は反応時間を厳守する必要がある．加温時間が15分を過ぎると，赤血球に結合した抗体が解離する例がある．

5．低イオン強度食塩液（low-ionic strength salt solution；LISS）

- イオン強度を下げると赤血球上の陽イオンが減少し，陰性荷電の赤血球と陽性荷電の抗体の静電気結合が増強される．LISSを用いると，反応時間（10～15分までに：生理食塩液を用いた抗グロブリン試験の場合には通常30分～1時間）の短縮ができる．

6．蛋白分解酵素

- 蛋白分解酵素は，多糖類からシアル酸（陰性荷電を担う）を除去することにより赤血球表面の荷電，静電気力を減らし，赤血球を親水性にし，血球間の距離を縮め凝集反応を増強させる．

ブロメリン（パイナップルから抽出）：わが国では1段法がよく用いられている．非特異反応がよく起こるのが短所．

フィシン（イチジクから抽出）：Le^{a}抗体がフィシン処理血球（2段法）で特異的に溶血を起こす．

パパイン（パパイアから抽出）：アメリカでは2段法が一般的な蛋白分解酵素法としてよく用いられている．

トリプシン（ブタの胃粘膜などから抽出）

7．抗グロブリン血清（Coombs血清）

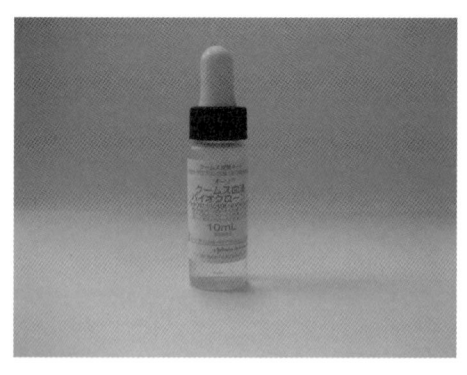

- 抗体はグロブリン分画に属し，ヒトグロブリンでウサギなどの動物を免疫すると，ヒトグロブリンに特異的に反応する抗体を産生することができる．これが抗グロブリン血清〔antiglobulin serum；AHG，再発見者の名にちなんでクームス（Coombs）血清ともいう〕で，抗体のFc部に結合し，赤血球の抗原決定基には結合しない．したがって，感作赤血球の抗体のFc部に抗グロブリンが反応することによりはじめてIgG抗体の反応が肉眼で観察できる．凝集の強さは，赤血球に結合したグロブリンの量に比例する．
- 多特異抗グロブリン血清と単特異抗グロブリン血清（抗IgG，抗C3b，抗C3dなど）がある（上の図は多特異抗グロブリン血清）．

8．パネルセル（panel cell）

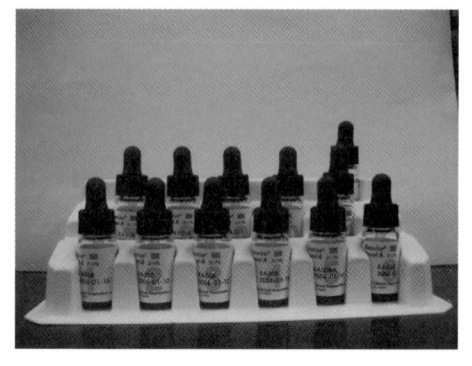

- 外国製品で，抗体スクリーニング用と同定用とがある（主に成人O型血球が用いられる）．
- スクリーニング用は2本ないし3本組で市販されている．ほとんどの検査室では市販品が使用されている．
- 同定用は，メーカーによっては10本用と，プールした臍帯血を含んだ11本用がある（図は11本用）．

9．2-メルカプトエタノール（2-mercaptoethanol；2-ME）

- 血清を2-ME処理することでIgM 5量体の結合，SS結合を切断し，IgG抗体の測定を行うことができる．

10．AET（2-aminoethylisothiouronium bromide）

- ヒト正常血球をAET処理することでKxを除くKell系抗原が失活するので，人工的にKo型をつくることができる．

11．DTT（dithiothreitol）

- AET同様，Kell抗原活性を失活させる．そのほかにYt^a，JMH，Kn^a，McC^a，Yk^a，LW^a，LW^b，Ge，Lutheran，Dombrock，Cromerの各抗原を

減弱させる．
- 2-ME処理同様のメカニズムでIgMを壊すので，IgG抗体の測定に使用される．

12. RDE（receptor destroying enzyme）
- コレラ菌の菌体濾液で，通常のヒト赤血球をRDE処理することでT化（汎血球凝集反応化）させることができる．

13. アルセバー液（Alsever solution）

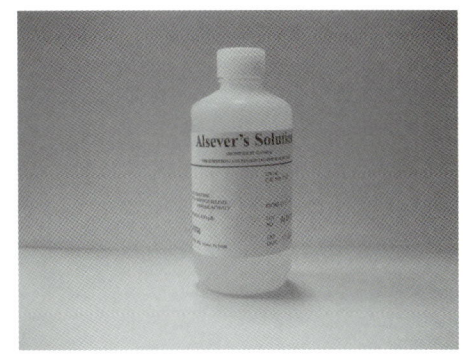

- 主にヒツジなどの動物血液の保存液として開発，使用されているが，図の製品は非凝固血の状態で検査用のヒト血液の保存に用いられている．保存温度は4±2℃．
- ほかに赤血球の保存液としてはACD-A液，CPD液，MAP液などがある（表Ⅱ-1）．これらは検査用血液の保存にも用いられるが，主に輸血用血液の保存液として開発されたものである．

表Ⅱ-1　血液保存液の組成

種類 (pH) ＜容量/血液100ml＞	成分	g/l
ACD-A液 (4.5〜5.5) ＜15＞	クエン酸ナトリウム（2水塩） クエン酸（1水塩） ブドウ糖	22.0 8.0 22.0
CPD液 (5.4〜5.8) ＜14＞	クエン酸ナトリウム（2水塩） クエン酸（1水塩） ブドウ糖 リン酸二水素ナトリウム（2水塩）	26.30 3.27 23.20 2.51
MAP液 (5.6) ＜26＞	D-マンニトール アデニン リン酸二水素ナトリウム（2水塩） クエン酸ナトリウム（2水塩） クエン酸（1水塩） ブドウ糖 塩化ナトリウム	14.57 0.14 0.94 1.50 0.20 7.21 4.97

14. DT解離液Ⅱ

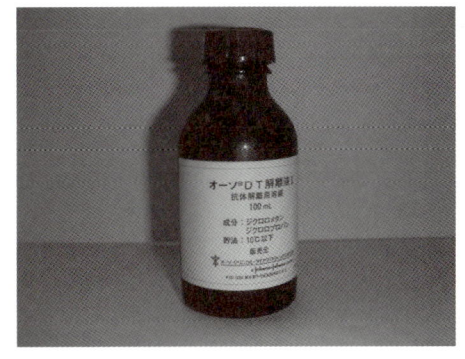

- ジクロロメタン（dichloromethane）とプロパン（propane）の混合液で，簡便で短時間に検査が行えるIgG抗体の解離法として用いられる．

15. クームスコントロール血球

- ヒトO型血球にIgG抗体を感作させた血球（直接抗グロブリン試験陽性血球）．
- 抗グロブリン試験で陰性結果を示した試験管に本コントロール血球を加え，凝集が起こることを確認することで抗グロブリン試験の有効性の確認ができる〔本試験での抗グロブリン血清の入れ忘れ／本試験の洗浄不十分／試験管の汚染（洗浄不十分）などで陰性になる〕．

16. 直接抗グロブリン試験陽性血球

ヒトO型血球沈渣に等量もしくはそれ以上の市販抗D生理食塩液希釈液（検出した抗DあるいはRh系の複合抗体でもよい）を加え，37℃で加温，感作後洗浄して2〜5％感作血球浮遊液を作製して用いる．

- 成人O型（Rho陽性）血球を生理食塩液（生食液）で3回以上洗浄．
- 生食液で200倍希釈にした市販抗Dを前述の沈渣と等量もしくはそれ以上加え，37℃で1〜2時間感作する．
- 生食液で3回以上洗浄し，2％浮遊液をつくる（自発凝集のないことと直接抗グロブリン試験で陽性になることを確認：クームスコントロール血球として用いる）．

17. キメラ血球のつくり方

- 血漿成分をきれいに取り除いたA型とB型血球（沈渣）を適当量混ぜ合わせることで容易に作製できる（用途に合わせて他の血液型抗原の異なる血球沈渣を混ぜ合わせる）．

18. variant血球（Bm型様）のつくり方

- O型血球沈渣にB型血漿を混ぜ合わせるとよい（オモテ・ウラ不一致のBm型様の血液ができる）．ただし，抗Bを用いた吸着解離試験でB抗原の確認はできない．

19. リンパ球分離液

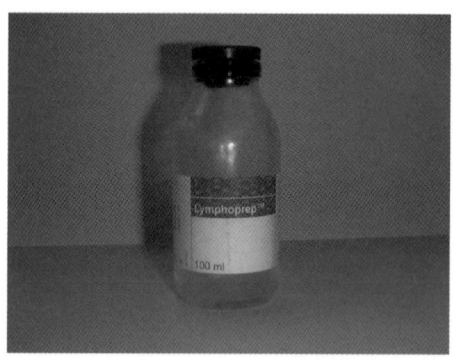

- 全血液からリンパ球を分離する試薬（コンレイとフィコール-400の混合液）で，比重遠沈法でリンパ球を分離するときの比重液（比重は1.077）．
- リンホプレップ（Lymphoprep）という商品名などで市販されている．

（永尾暢夫・後藤正徳）

III

検査用検体と手技

III
検査用検体と手技

1 検査用検体（血液）

輸血前検査は補体活性を期待する場合には血清を用い，補体活性を期待しない場合は血漿を用いてもよい．むしろゲル法などのように血漿の方が好ましい検査もある．

ヘパリン治療を受けている患者検体は凝固しにくいので微小フィブリン塊が生じ，赤血球を巻き込むことで凝集反応と見間違う現象が起こることがある．このような場合にはトロンビンや硫酸プロタミンを用いて問題解決を図る．

A. 検体の外観（溶血・乳ビ）
不規則抗体の検出法などでは，溶血反応も陽性と捉える必要があるので，溶血した検体を用いる場合は注意が必要．乳ビ検体も濃度の程度によっては判定が見づらいので注意が必要．

B. 検体の有効期間（採取時期）
交差適合試験に用いる検体は，妊娠歴や3カ月以内に輸血歴がある場合は，輸血日前3日以内に採血した検体を用いるのがよい．そうすることによって輸血により新しく産生された抗体を見逃さずにすむ．頻回輸血を繰り返している患者では輸血を行う都度，採血することも必要になる．

輸血時の血液型判定は，異なる時期に採血した検体で2人の異なる技師が検査を行う（同一患者・同一検体の二重チェック）必要がある．また，交差適合試験に用いる検体は血液型検査を行った検体とは異なる検体を用いることとされていることから両者の検査を行うためには3回の採血が必要となる（輸血療法委員会などの承認を得て，院内で周知されている場合を除き）．

C. 検体の保管
患者および供血者の検体は輸血副作用が起こった場合の原因究明（遡及調査）の観点から輸血前1週間程度，輸血後3カ月程度の検体（血清・血漿2ml程度：血球も時に必要）が必要となるので（提供を求められる）−20℃以下の冷凍庫に2年間を目安に保管しておく必要がある．

D. 血球沈渣の作り方

凝固血からの場合

① 試験管に漏斗を添える．

② 漏斗に脱脂綿を敷き，その上に凝固血を載せる．

③ 2本の木軸（白樺の木：爪楊枝の原料）で凝固血をほぐしながら，生理食塩液（0.9%：生食）を注ぐ．

④ ほぐした凝固血液は脱脂綿を通過することでフィブリン等が取り除かれて，下部の試験管内にはきれいな血球浮遊液として採取される．

⑤ 必要量が採取できれば生食で試験管内を十分に満たして，3,000回転で5分間遠心をして，上清を捨てる．

⑥ 再度生食を試験管内に満たして以後同様の操作を3回行う．1度目は溶血（ヘモグロビンが飛び出した形）した状態が認められるが最終の3回目にはきれいな上清が得られ，目的の血球沈渣が得られる．

⑦ 得られた沈渣を用いて目的の2%血球浮遊液を作製する．

非凝固血からの場合

血球に生食を加えて3回遠心するだけでも良いが，凝固血同様に漏斗と脱脂綿を用いて上記と同様の操作を行うとよりきれいな血球沈渣が得られる．

E. 2%血球浮遊液の作り方

正確には10 mlの生食に0.2 mlの血球沈渣を加えて作製．

① メスピペット等で10 mlの生食を取り，試験管に注入．

② 血球沈渣採取用のメスピペット等をあらかじめ採取した（上記①）生食で内面

図Ⅲ-1 凝固血からの血球沈渣の作り方

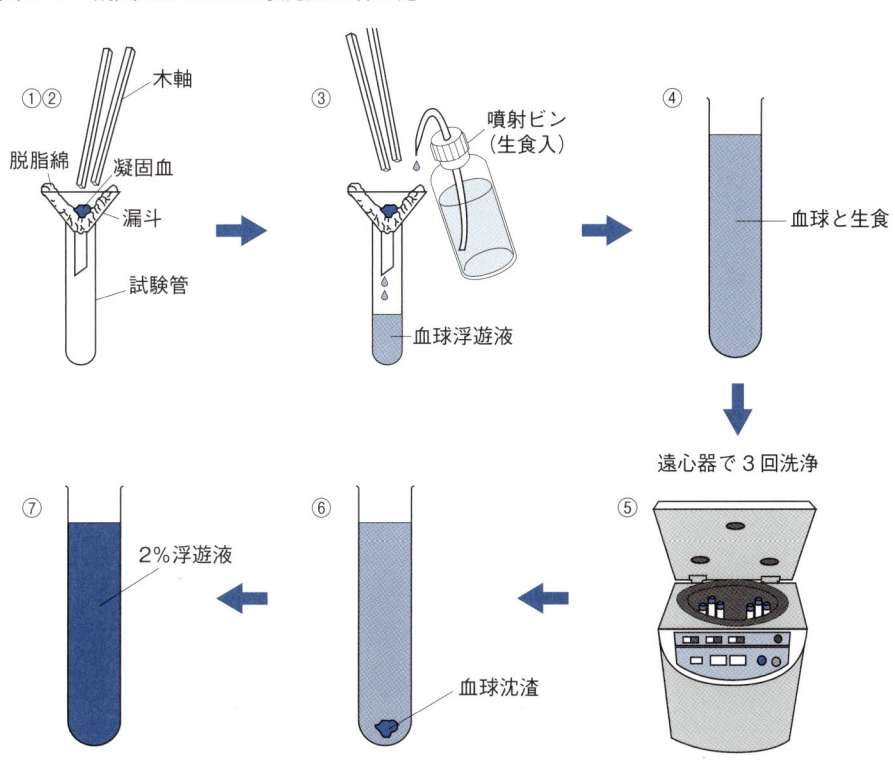

を濡らしておいて目的の血球沈渣を0.2 ml採取し，10 mlの生食の中に分注し，内壁を良くピペッティングにて洗い，メスピペット等内の血球を全て生食内にはき出し，2％量を正確にする．

F. アバウトな2％血球浮遊液の作り方
①1 mlの先端メスピペットで1 mlの生食を採取し，試験管に注入する．
②同一の先端ピペットで血球沈渣を吸い上げ，45度の角度で1滴生食内に滴下する．

G. 2^n（2倍）連続希釈の方法
同一のものを2系列作成する場合

血清希釈倍数		1	2	4	8	16	32	64	128	256	512	1024	
1列	生食		0.2	0.2	0.2	0.2	0.2	0.2	0.2	0.2	0.2	0.2	
	抗A	0.1	0.2	0.2	0.2	0.2	0.2	0.2	0.2	0.2	0.2	0.2	0.2
2列		0.1	0.1	0.1	0.1	0.1	0.1	0.1	0.1	0.1	0.1	0.1	捨てる

2％A型血球（必要に応じてそれぞれの列の試験管に，目的の血球を使用）を1列，2列の全試験管に0.1 mlずつ分注．
1,000 rpm 1分間または3,400 rpm 15秒間遠心・凝集の有無を確認．
最終の凝集している試験管の血清の希釈倍数を凝集素（抗体）価とする．

| 例 | | | 4+ | 4+ | 3+ | 3+ | 2+ | 2+ | 2+ | 1+ | 1+ | 0 | 0 |

凝集素（抗体）価は256倍と判定．
また，原液血清に含む抗体の単位数は256単位であるという．

（永尾暢夫）

2 検査用検体（唾液）

A. 唾液の採取・処理法

①口腔内をあらかじめすすいで，きれいにしておく．

②太めの試験管に口をあて（あるいは漏斗を試験管に入れると採取しやすい）て，口腔内に溜まった唾液を出す．

注）唾液はなかなか出にくいが，唾液を用いたABO血液型の検査では0.6ml（最低0.3ml必要；余分を見込んで1ml）必要．

③必要量が採取できれば栓をして，100℃で10～15分間煮沸する．

注）煮沸することで唾液中に存在する型物質分解酵素を破壊する．煮沸が不十分の場合は，唾液中の型物質分解酵素によって型物質が壊され，分泌型のヒトであっても非分泌型のようになって，唾液で血液型判定ができなくなる．

④煮沸した唾液の入った試験管をよく転倒混和（撹拌した）後，3,000rpm 5分間遠心して，夾雑物を管底に沈める．

⑤上澄の透明な部分の唾液を別のきれいな試験管に移し，被検体として用いる．

注）検査までに日を要する場合は－20℃以下で保存する．数日くらいであれば冷蔵庫保存でもよい．

図Ⅲ-2 唾液の採取と処理法

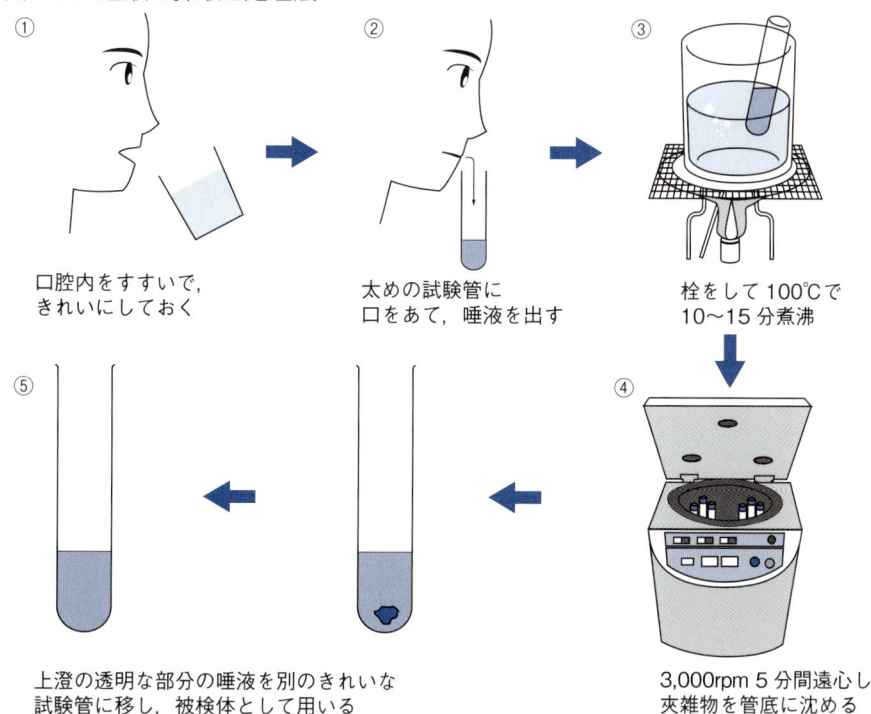

（永尾暢夫）

IV

輸血検査

IV 輸血検査

1 赤血球系の血液型

1 ABO血液型

目的

既知の抗体を用いて未知の抗原を調べる**オモテ検査**と既知の抗原を用いて未知の抗体を調べる**ウラ検査**があり，オモテ検査・ウラ検査が一致してはじめて，そのヒトのABO血液型を判定する（ランドスタイナーの法則を活用）．

*抗体：特定の免疫原の刺激後，形質細胞によってつくられる免疫グロブリン．刺激を受けた抗原と特異的に反応する．

*抗原：抗体の産生を促し，産生された抗体（あるいはT細胞の細胞表面に存在するレセプター）と特異的に反応（結合）する物質．

A. オモテ検査

原理

オモテ検査は，スライド法と試験管法が代表的な方法として知られている．

ABO血液型は正しく判定されることが最も重要なことであり，*cis*ABなどのように抗Aと抗Bで凝集開始時間の異なる血液型，その他のvariantのように弱い凝集反応を示す血液型など，幅広く存在するので，それらを正しく検査するには，凝集開始時間の観察が可能で，平面で凝集反応を観察できる（弱い反応を見逃しにくい）スライド法が適している．

操作法

■ **スライド法**（図IV-1）

①スライドガラスに被検者名を記載する．
②左に抗A（青色），右に抗B（黄色）を各1滴落とす．
③よく洗浄された被検血球沈渣を適量2本の木棒（白樺の木：爪楊枝の原材料としても使用．使い捨て）に付着させる．
④適当な被検血液量を付着させた2本の木棒を利き腕で同時に持ち，抗A，抗Bと同時に混ぜ，凝集の開始時間に注意しながら凝集反応を観察する．

観察時間は2分以内であるが，variantによっては2分経過後に凝集反応が出現することがあるので注意が必要．

*血球濃度は木棒の傾斜で決まる．グラス面と木棒の傾斜角度が小さいほど血球濃度は濃くなる．

図Ⅳ-1　ABO血液型判定（オモテ検査）——スライド法

準備：被検血球の洗浄

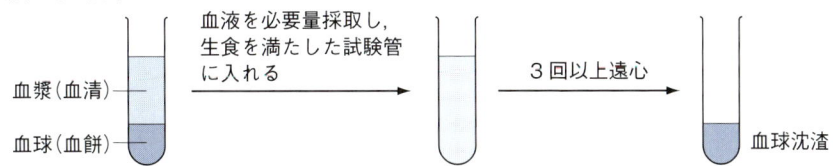

本試験（スライド法・オモテ検査）

①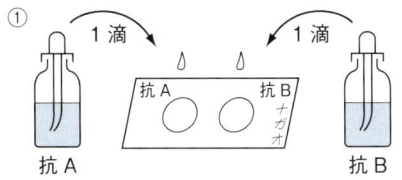

注1）スポイトの先端をスライドガラスにつけないようにする

②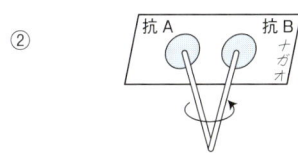

注1）木棒を利き手に持ち同時に抗血清と反応させる
2）木棒の角度を変えることで抗血清と反応させる血球量を調整する

③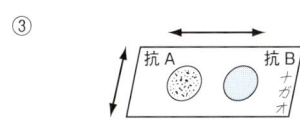

注1）前後左右にゆっくりとスライドガラスを動かす
2分以内に凝集が起こる
variantによっては2分を越えて凝集反応が起こることがあるので注意
2）抗A，抗Bの凝集の開始時間に差がないかあるかを注意深く観察
variantは差を認めるものがある

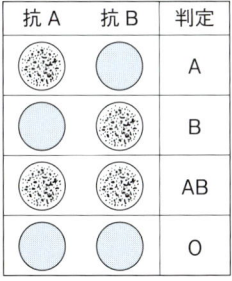

図Ⅳ-2　木棒を同時に混ぜることがポイント

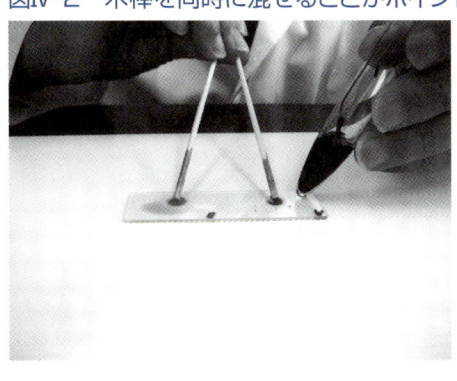

図Ⅳ-3　オモテ検査はA型と判定

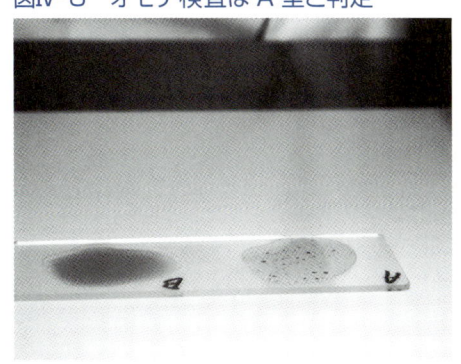

■ 試験管法

①被検血球を3回以上洗浄し，2～5％生理食塩液（生食）浮遊血球を作製する．

②2本の試験管（12mm×105mm）を用意し，それぞれに被検者名と，1本の試験管に抗A，他方の試験管に抗Bと記載．

*生理食塩液：蒸留水に0.9％（厳密には0.85％）の割合で塩化ナトリウム（NaCl$_2$）を溶解したもので，ヒトの赤血球と等張の溶液．赤血球の希釈，浮遊，洗浄などに用いられる．

③抗Aと記載した試験管に抗Aを，抗Bと記載した試験管には抗B をそれぞれ1滴ずつ入れる．

④抗体を入れた2本の試験管に2〜5％に調整した被検血球を1滴ずつ加える．

⑤1,000rpm，1分間（あるいは3,400rpm，15秒間）遠心して，凝集の有無を確認し判定する．

B. ウラ検査

操作法

■ **試験管法**（図Ⅳ-4）

ウラ検査は，遠心力を加えることができること，加温操作に適していることなどの点で，試験管法が適している．

①3本の試験管を用意し，それぞれにA，B，Oと記載．

②非働化した被検血清を3本の試験管にそれぞれ2滴ずつ加える．

③Aと記載した試験管には2〜5％ A型標準血球を，BにはB型標準血球を，OにはO型標準血球を，それぞれ1滴ずつ加え，1,000rpm，1分間（あるいは3,400rpm，15秒間）遠心して，凝集の有無を確認して判定する．

＊ポイント

①ABO血液型は間違うことが許されないので，以下の2種類の二重チェックを行ったあとに判定することが重要．
- 同一患者の二重チェック：異なる時期に採取した検体で同一患者についてABO血液型検査を行うこと（同一患者について異なる時期に2回血液型検査を行い，そのヒトの血液型を決める）．
- 同一検体の二重チェック：同一検体について異なる検査者がそれぞれ独自に検査を行い，その結果を照合，確認する．

②乳児（生後4カ月未満）のABO血液型検査は，抗A，抗Bが母親由来の移行抗体であったり，産生が不十分なために，ウラ検査の成績に対する信頼性が低いことから，オモテ検査のみの判定でよい．

＊被検血清中の抗A，抗Bは16倍以下の低い例が多く，遠心力を加えることによって強く結合させ，凝集反応の完了時点の観察をすることで見逃しを防ぐことができる．
加温することで補体活性，抗原抗体反応をそれぞれ増強させることができる．

C. オモテ・ウラ検査不一致の原因とその対策

(1) オモテ（赤血球）側の要因

偽陽性——汎血球凝集反応を呈している血球
　　　　　直接抗グロブリン試験が陽性の場合
　　　　　数カ月以内に輸血歴をもつヒトの血球
　　　　　acquired B（後天性B）を呈した血球

偽陰性——variant血球
　　　　　白血病，悪性腫瘍により抗原活性が低下した血球
　　　　　卵巣嚢腫などにより血清中の型物質が異常に多いヒトの全血

図IV-4 ABO血液型判定（ウラ検査）——試験管法

準備：
被検血清の非働化（56℃, 30分）

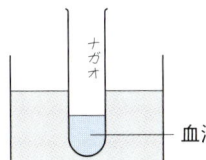

56℃, 30分で被検血清の非働化を行う
（補体の易熱成分が壊れるので補体作用が止まる）

本試験（試験管法・ウラ検査）

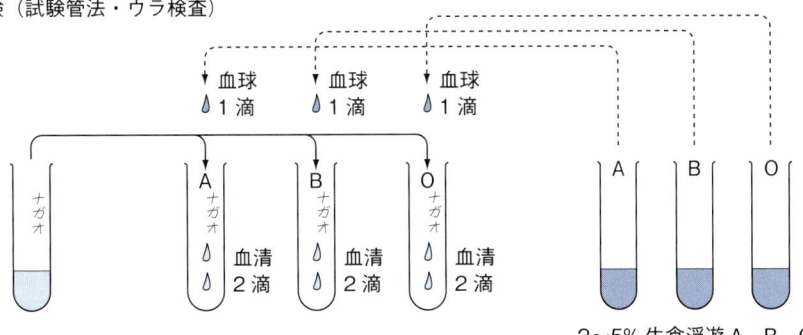

2〜5%生食浮遊A, B, O 各標準血球

1,000rpm, 1分間
あるいは
3,400rpm, 15秒間遠心

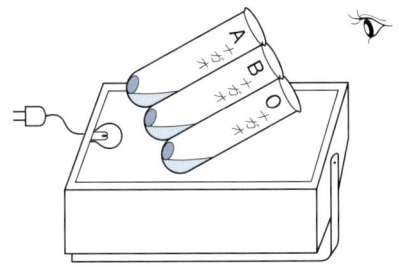

判定

| 血球 | | | 判定 |
A	B	O	
0	+	0	A
+	0	0	B
0	0	0	AB
+	+	0	O
+	+	+	保留

図IV-5 ウラ検査の判定はA型

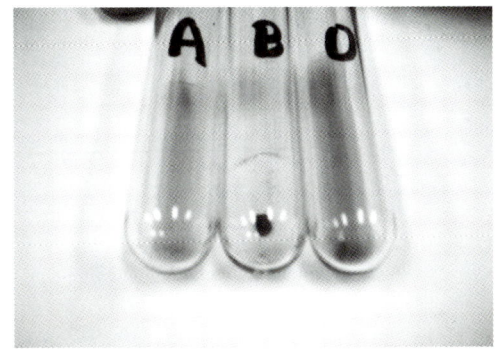

(2) ウラ（血清）側の要因

偽陽性──血清蛋白の異常をきたした血清

高分子の血漿増量剤などを含む血清

血清中にウラ検査用血球と反応する不規則抗体をもつ血清

保存剤，浮遊液，試薬溶液などに含まれる成分に対する抗体を保有する血清

偽陰性──生後1年未満の新生児の血清

高齢者（抗A，抗B抗体価の著しく低下したヒト）の血清

免疫不全患者の血清

(3) 技術的要因

偽陽性──洗浄不十分な試験管などの使用

検査試薬（血球と血清など）の汚染

検査に用いる血球と血清の最適比のずれ

判定時の遠心が強すぎる

検体，材料の取り違い

偽陰性──判定時の溶血反応の見逃し

血球と血清の抗原抗体複合物の加温

検査に用いる血球と血清の最適比のずれ

判定時の遠心が弱すぎる

検体，材料の取り違い

判定用抗体の入れ忘れ

(4) オモテ・ウラ検査が不一致を示した場合の対策

・同一検体で再検査を行うこと
・血漿または血清に浮遊させた血球を用いてオモテ検査を行った場合（洗浄不十分な血球を用いて検査を行った場合も含む）は，被検血球をよく洗浄してから検査を行う

以上のことを行っても問題解決ができない場合には，

・再度検体を採り直して検査を行う（取り違いなどによる誤りを考慮する）
・患者の病名，既往歴，輸血歴，移植歴，投薬などを調べる（疾患，輸血，移植などによる血液型の変化を考慮する）
・同種抗体，自己抗体の存在を調べる
・variant を疑う 　　……などを行って問題解決を図る．

*不規則抗体：ABO 血液型の B 型のヒトがその血清中にもつ抗 A，および A 型のヒトがもつ抗 B 以外のすべての抗体をいう．

*同種抗体：同じ種の間で起こる免疫反応によって産生される抗体．

D．分泌型・非分泌型：唾液による A，B，H の各抗原検査

原理　型物質（水溶性の抗原）を体液中に分泌するヒト（分泌型）と，分泌しないヒト（非分泌型）が存在する．日本人のその頻度は，前者が約75％，後者が約25％である．分泌型のヒトは，体液（主に唾液がよく用いられる）中の型物質の存在を調べることで，ABO 血液型の判定が行える．特に ABO variant の判定には，この型物質の検査が必要

不可欠である．

また分泌型，非分泌型はルイス血液型（Lewis）とも関係があり，Le（a－b＋）型は分泌型，Le（a＋b－）型は非分泌型，Le（a－b－）型は分泌型と非分泌型が存在する．

- 通常のA型（A_1型）ではAとHの型物質が，B型ではBとH，AB型（A_1B型）ではA，BとH，O型ではHの型物質がそれぞれ体液中に分泌される．
- variantのA_2型，A_3型，A_m型はAとHの型物質，B_3型，B_m型はBとHの型物質がそれぞれ体液中に分泌される．
- xと判定される血液型は型物質を体液中に分泌しない．つまり，Ax，Bxともに体液中にはHの型物質のみを分泌する．

操作法

唾液を用いたABO血液型判定方法は，抗体（抗A，抗B，抗H）を希釈して被検唾液を等量（0.1 ml）加えて行う方法がよいが，被検唾液が多量に必要となるので非現実的である．一般的には，唾液を希釈して一定量の抗体（抗A，抗B，抗H）を等量（0.1 ml）加える方法がよく用いられる．ここでは被検唾液を2^n希釈して行う方法を述べる．

被検唾液の処理

- 被検唾液を最低1 ml採取（0.3～0.6 ml必要）後，ただちに100℃，15分間煮沸する．
- 煮沸後，水浴中あるいは空気中で室温まで冷却し，転倒混和ののち，3,000 rpm，5分間遠心する．
- 上清を別の試験管に移し，被検唾液として使用する．

＊煮沸処理することで唾液中の型物質分解酵素を壊す．

本試験

① 1列10本の試験管（12 mm×105 mm）を3列（1列目は抗A，2列目は抗B，3列目は抗Hと記載）つくり，1列目の2管目の試験管から10管目の試験管まで生食を0.3 mlずつ加える．

② 1～3列の1管目の試験管に被検唾液を，それぞれ0.1 mlずつ入れる（被検唾液が少ない場合は，1管目を省略して2管目の2倍希釈の段階から行ってもよい）．

③ 1列2管目の生食が0.3 ml入った試験管に被検唾液0.3 mlを加えてよく混和し，0.5 ml吸い上げて，2列2管目，3列2管目の空の試験管に0.1 mlずつ入れ，残る0.3 mlの希釈唾液を生食が0.3 ml入った1列3管目の試験管に加えてよく混和，希釈する．以後，10管目の試験管まで同様の操作を繰り返し，10管目の操作を終わったあとの残った0.3 mlの被検唾液は捨てる．

④ 16単位に調整した各抗体（抗A，抗B，抗H）を0.1 mlずつ，それぞれの試験管の記載に従って1管目から9管目に加える．10管目の3列の試験管には生食をそれぞれ0.1 mlずつ加える（唾液対照）．

＊被検唾液を捨てるときには，感染性廃棄物として適切に処理をする．

⑤室温で30分以上置いたあと，2〜5％のA，B，O各型の標準浮遊血球を0.2mlずつ各記載に合わせて加え，1,000rpm，1分間遠心して凝集抑制の有無を確認する（表Ⅳ-1）．

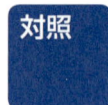**対照** A₁B型の分泌型のヒト唾液を用いる（常に同じヒトから採取した唾液が望ましい）．
本試験と同様の操作を行う．

＊抗Hはレクチンで抗体ではないが，ここでは便宜上，抗体と記載して扱う．

16単位抗体の確認操作

検査に用いた抗体が正しく16単位含まれていたか否かを確認することで，本試験の結果の判断の一助とする．

① 1列6本の試験管（12mm×105mm）を3列つくり（1列目は抗A，2列目は抗B，3列目は抗Hと記載），3列全列2管目の試験管から6管目の試験管まで生食を0.1mlずつ入れる．抗A，抗B，抗Hと記載した1番目の試験管にそれぞれ16単位に調整した各抗体を0.1mlずつ加える．

② 3列2管目の生食の入った試験管に①と同様の16単位に調整した各抗体を0.1mlずつ加え，それぞれ2^n希釈で5管目の試験管まで希釈

表Ⅳ-1 唾液によるABO血液型判定

試験管数		1	2	3	4	5	6	7	8	9	10
希釈倍数		1	2	4	8	16	32	64	128	256	唾液対照
A	生食		0.3	0.3	0.3	0.3	0.3	0.3	0.3	0.3	0.3
	被検唾液	0.1	0.3	0.3	0.3	0.3	0.3	0.3	0.3	0.3	0.3
B		0.1	0.1	0.1	0.1	0.1	0.1	0.1	0.1	0.1	0.1
H		0.1	0.1	0.1	0.1	0.1	0.1	0.1	0.1	0.1	0.1
	各抗体*	0.1	0.1	0.1	0.1	0.1	0.1	0.1	0.1	0.1	
	生食										0.1
	室温で30分以上放置										
	2％ A・B・O型血球	0.2	0.2	0.2	0.2	0.2	0.2	0.2	0.2	0.2	0.2
	1,000rpm，1分間，遠心，凝集抑制の有無を判定										

（最右列：0.3 捨てる）

＊：16単位抗A，抗B，抗H（レクチン）

表Ⅳ-2 単位確認試験（唾液検査）

試験管数		1	2	3	4	5	6
単位数		16	8	4	2	1	陰性対照
最終単位数		8	4	2	1	0	
A	生食		0.1	0.1	0.1	0.1	0.1
	抗A	0.1	0.1	0.1	0.1	0.1	0.1 捨てる
B	生食		0.1	0.1	0.1	0.1	0.1
	抗B	0.1	0.1	0.1	0.1	0.1	0.1 捨てる
H	生食		0.1	0.1	0.1	0.1	0.1
	抗H*	0.1	0.1	0.1	0.1	0.1	0.1 捨てる
生食を全試験管に0.1mlずつ入れ，全量を0.2mlにする							
室温で30分以上放置							
2％ A・B・O型血球		0.2	0.2	0.2	0.2	0.2	0.2
1,000rpm，1分間，遠心，凝集の有無を確認・判定							

＊：レクチン

表Ⅳ-3 唾液中の型物質によるABO血液型の判定

	唾液中の型物質	
血液型	分泌型	非分泌型
A型	A, H	―
O型	H	―
B型	B, H	―
AB型	A, B, H	―

―：未検出

し，5管目で残った0.1mlの希釈抗体は捨てる．
③3列の全試験管に0.1mlの生食を加えて全量を0.2mlとして本試験と容量を合わせる．
④本試験と同様，室温で30分以上置いたあと，2～5％のA，B，O各型の標準浮遊血球を0.2mlずつ各記載に合わせて加え，1,000rpm，1分間遠心して凝集の有無を確認する（**表IV-2**）．

正しく抗体が16単位含むよう調製されていれば，4管目の試験管まで凝集反応を認め，5管目の試験管は陰性となる．
4管目より高い試験管で凝集反応が認められる場合は，抗体の含有量が多いことを意味し，本試験においては凝集抑制が起こりにくい結果として現れ，低い場合には，抗体の含有量が少ないので凝集抑制が起こりやすい．

唾液中の型物質によるABO血液型の判定は**表IV-3**に示すとおりである．

唾液を用いたABO血液型の判定

〈原理〉

唾液（体液）中に存在する型物質（水溶性抗原）を2段階（1段階：型物質と抗体の中和反応，2段階：抗体と赤血球の凝集反応）の反応で確認することでABO血液型を調べる．

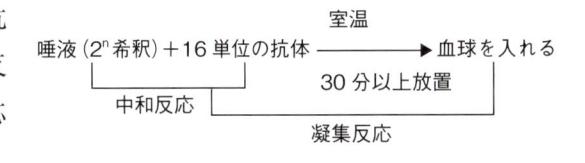

〈1単位〉

抗血清（抗Aあるいは抗B）を希釈（2^n希釈）して2～5％ ABO各血球を加え試験管を1,000 rpm 1分（3,400 rpm 15秒）遠心して凝集反応を見る．1＋の凝集反応を示す最終の試験管を1単位とする．

例	1	2	3	4	5	6	7	8	9	10
	×1	×2	×4	×8	×16	×32	×64	×128	×256	×512
	4＋	4＋	4＋	3＋	3＋	2＋	2＋	1＋	1＋	0

9管目の試験管が1単位となり，原液は256単位の抗体を含んでいることになる．

唾液中の型物質の存在（分泌型のヒト）

血液型	型物質	血液型	型物質
A_1型	A, H	A_3, Am	A, H
B型	B, H	B_3, Bm	B, H
A_1B型	A, B, H	Ax, Ael	H
O	H	Bx, Bel	H

〈使用血球の注意〉

・A血球：A_1型でもよいがA_2型が理想（日本人では入手しにくいので市販品を購入）．

〈使用抗体（レクチンを含む）の注意〉

・市販品はモノクローナル抗体が多いので抑制しにくいことに注意．
・健常者の抗A，抗B（寒冷凝集素を含まないものを使用）を16単位に調製して用いると抑制がかかりやすい．
・抗Hレクチンは「にがうり」より作製し，16単位に調製して使用．

E. ABO variantの判定

ABO variantの判定方法は**表Ⅳ-4**のとおりである．

表Ⅳ-4　m型と3型，x型の区別

	m型	3型	x型
抗A，抗Bとの反応	O	＋	＋
O型血清との反応	30％以下の反応	80％以上の反応	80％以上の反応
フリーセル	—	＋	O
ヒト由来と動物由来 血清の反応の違い	—	ヒト＝動物	ヒト≦動物
血清中の抗体	O	O	＋
体液中の型物質（分泌型）	＋	＋	O

—：該当なし，O：陰性，＋：陽性

（永尾暢夫）

2　Rh血液型

*免疫原：抗原と同義語

到達目標

Rho（D）血液型のわが国での対応と正しい判定方法の習得

目的

Rh血液型には数多くの抗原が知られており，重要なのはD，C，c，E，eである．そのなかでもD抗原は，免疫原性が強く，産生された抗体が輸血副作用や母児不適合妊娠（新生児溶血性疾患の原因）時に注意が必要であり，患者に重篤な状態をもたらすことが知られている．

わが国ではRho（D）陰性者は0.5％であり，D抗体の産生を回避する意味からRho（D）陰性者には同型の陰性血液を輸血する．また，D抗体を産生する可能性があるweak D，partial D（D部分欠損）などの変異型のヒトにもRho（D）陰性血液を準備して輸血を行っている（反対にweak D，partial Dのヒトが供血者となるときはRho（D）陽性として扱う）．以上のことから輸血予定患者にはABO血液型と同時にRho（D）血液型を調べることが必要であり，その検査法の習得は大変重要である．

実習準備

＜器具＞
- パスツールピペット（またはディスポーザブルピペット）
- スライドガラス
- 木棒（白樺の樹）
- 試験管立て

- 恒温槽
- 遠心器
- ビューイングボックス（観察箱）

＜検体＞
- Rho（D）陽性血液
- Rho（D）陰性血液
- weak D（D^u）セル（市販品）…weak D確認に使用のため，なくても良い．

＜試薬＞
- 抗D試薬
- Rhコントロール
- 抗グロブリン試薬
- クームスコントロール血球（IgG感作赤血球）
- 生理食塩液

*抗D試薬には組成の異なる数種類の試薬がある．IgMモノクローナル抗体が単独の試薬は，D陰性確認試験に用いることができない．

操作法

■ **スライド法**（図Ⅳ-6）
① 検体血漿を使用して40〜50％の被検赤血球浮遊液を調整する．
② 2枚のスライドガラスを用意し，それぞれに患者氏名と試薬名（1枚には抗D，もう一方にはRhコントロール）を記入する．
③ あらかじめ40〜45℃に温めておいた2枚のスライドガラスをビューイングボックスの上に置き，記入した試薬名に従い，1枚には抗D試薬を1滴滴下し，もう一方にはRhコントロールを1滴滴下する．
④ ③のスライドガラスに①で調整した40〜50％の被検赤血球浮遊液を2滴ずつ滴下し，血球浮遊液と試薬を木棒でよく混和し，スライドガラスに大きく広げる．
⑤ ビューイングボックスをゆっくりと静かに前後に動かし，攪拌しながら2分以内に肉眼で凝集の有無を観察し記録する．

■ **試験管法**（図Ⅳ-7）
① 被検血液を生理食塩液で2〜5％赤血球浮遊液に調整する．
② 2本の試験管を用意し，それぞれに患者氏名と試薬名（1本には抗D，もう一方にはRhコントロール）を記入する．
③ 2本の試験管に記入した試薬名に従い，1本に抗D試薬を1滴滴下し，もう一方にはRhコントロールを1滴滴下する．
④ それぞれの試験管に①で調整した3〜5％の被検赤血球浮遊液を1滴ずつ滴下する．
⑤ 各試験管をよく混和し，両試験管を3,400rpm，15秒（あるいは1,000rpm，1分間）遠心する．
⑥ 各試験管を緩やかに振り，沈殿した赤血球を再浮遊しながら凝集の有無・凝集の強さを観察し記録する．
⑦ 両試験管に凝集が認められず，D陰性確認試験を行う場合は，D陰性確認試験の⑤に進む．

*試験管法でweak Dセルを被検赤血球浮遊液の代わりに用いて同様に操作しD陰性確認試験まで行うことで，Rho（D）陰性血液とweak Dの凝集の違いを確認することができる．

図Ⅳ-6　スライド法

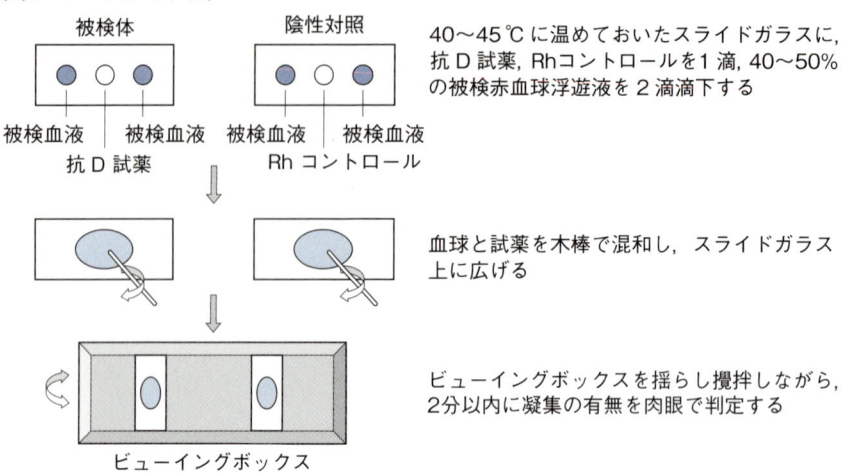

40〜45℃に温めておいたスライドガラスに，抗D試薬，Rhコントロールを1滴，40〜50%の被検赤血球浮遊液を2滴滴下する

血球と試薬を木棒で混和し，スライドガラス上に広げる

ビューイングボックスを揺らし攪拌しながら，2分以内に凝集の有無を肉眼で判定する

図Ⅳ-7　試験管法

抗D試薬，Rhコントロールを1滴ずつ加える

2〜5%の被検血球浮遊液を1滴ずつ加える

3,400rpm（900〜1,000 G），15秒　あるいは1,000rpm（100〜125 G），1分，遠心

試験管を緩やかに振り，凝集の有無を肉眼で判定．凝集が認められない場合はD陰性確認試験を行う

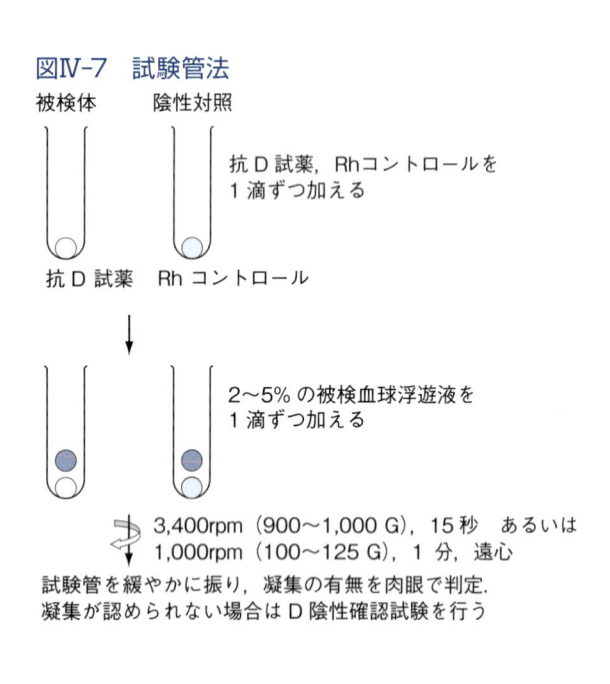

図Ⅳ-8　D陰性確認試験

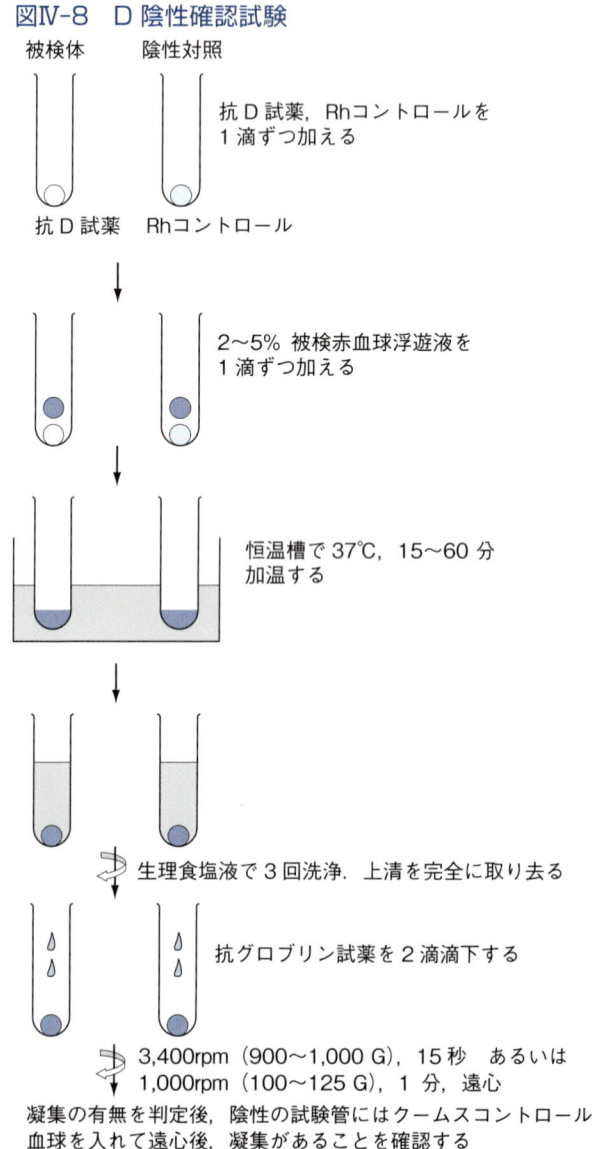

抗D試薬，Rhコントロールを1滴ずつ加える

2〜5%被検赤血球浮遊液を1滴ずつ加える

恒温槽で37℃，15〜60分加温する

生理食塩液で3回洗浄．上清を完全に取り去る

抗グロブリン試薬を2滴滴下する

3,400rpm（900〜1,000 G），15秒　あるいは1,000rpm（100〜125 G），1分，遠心

凝集の有無を判定後，陰性の試験管にはクームスコントロール血球を入れて遠心後，凝集があることを確認する

■ D陰性確認試験（図Ⅳ-8）

①被検血液を生理食塩液で2～5%赤血球浮遊液に調整する．

②2本の試験管を用意し，それぞれに患者氏名と試薬名（1本には抗D，もう一方にはRhコントロール）を記入する．

③2本の試験管に記入した試薬名に従い，1本に抗D試薬を1滴滴下し，もう一方にはRhコントロールを1滴滴下する．

④それぞれの試験管に①で調整した2～5%の被検赤血球浮遊液を1滴ずつ滴下し，よく混和する．

⑤④の試験管を37℃で15～60分（試薬の添付文書に従う），恒温槽にて加温する．

⑥両試験管とも生理食塩液で血球を3回洗浄し，最終洗浄後は，できるだけ完全に上清を取り除く．

⑦各試験管に抗グロブリン試薬を2滴ずつ滴下し，よく混和後，両試験管を3,400rpm，15秒（あるいは1,000rpm，1分間）遠心する．

⑧試験管を緩やかに振り，沈殿した赤血球を再浮遊しながら凝集の有無・凝集の強さを観察し記録する．

⑨凝集が認められなかったすべての試験管にクームスコントロール血球を1滴加え，3,400rpm，15秒（あるいは1,000rpm，1分間）遠心し，凝集が起こることを確認する．

⑩クームスコントロール血球に凝集が認められなければ試験は無効となり，再度試験をやり直す．

＊陰性結果の試験管にはクームスコントロール血球試薬を1滴滴下し，遠心後，もし凝集が起こらなければ洗浄不十分，抗グロブリン血清の入れ忘れや失活などが考えられるので，やり直す必要がある．

注意

- 検体および試薬は室温（15～30℃）に戻してから使用する．
- 検体や器具が汚染されていると，検査結果に影響することがある．

＜スライド法＞
- ビューイングボックスの上では，2分以上反応させると血液が乾燥し，判定を見誤る可能性がある．
- 検体の周囲に生じる乾燥やフィブリン形成を凝集と見誤らないように注意する．特に，スライド法の場合は，試薬が乾燥して紛らわしい現象を起こすことがあるので注意する．
- 検体が連銭形成を起こしている場合は偽陽性となる可能性がある．

＜試験管法＞
- 遠心後の凝集確認は，明るく白い背景で試験管を緩やかに振って行う．
- 被検赤血球浮遊液の濃度が薄い場合は，凝集反応が起こりにくくなる可能性がある．

＜D陰性確認試験＞
- 恒温槽に試験管を入れるとき，水滴の混入を避ける．
- 自己抗体を持つ患者や血清蛋白質に異常のある患者検体では，偽陽性を示すことがある．

結果

■ スライド法，試験管法の判定

①Rhコントロールの直後判定が凝集陰性であることを確認する．
②抗D試薬の直後判定が凝集陽性の場合はD抗原陽性と判定する．
③抗D試薬の直後判定が凝集陰性の場合は判定保留とし，引き続きD陰性確認試験を行う．

　ただし，輸血時のD陰性確認試験は必須ではなく，この患者はD陰性と同様に取扱い輸血にはD陰性の輸血用血液製剤を用いる．供血者に対してはD陰性確認試験を行い，D抗原の有無の確認が必要である．

※試験管法で直後判定のRhコントロールが陽性の原因として寒冷凝集素（冷式自己抗体）の影響が考えられる場合は，37℃に加温した生理食塩液による患者赤血球の洗浄が有効である．

表Ⅳ-5　Rho (D) 血液型直後判定

抗D試薬	Rhコントロール	判定	備考
+	0	D陽性	
0	0	判定保留	引き続きD陰性確認試験を行う
+	+	判定保留	再検査を行う

Rhコントロールに凝集が起こった場合，判定保留として再検査を行う．

■ D陰性確認試験の判定

①Rhコントロールの判定が凝集陰性であることを確認する．
②Rhコントロールの判定が陽性となった場合は判定保留とし，その原因を精査する．
③抗D試薬の判定が凝集陰性の場合はD陰性と判定する．
④抗D試薬の判定が凝集陽性（直後判定は陰性）の場合はweak D（partial Dも含む）と判定する．

表Ⅳ-6　D陰性確認試験判定

抗D試薬	Rhコントロール	判定
+	0	weakD, partial D
0	0	D陰性
+	+	判定保留*

Rhコントロールに凝集が起こった場合，判定保留として再検査を行う．
*直接抗グロブリン試験陽性の検体の場合は偽陽性を示すことがある．

課題

・D抗原陽性検体とweak D型の患者の取り扱いについて考える．
・Rhコントロールの使用の意味について考える．
・クームスコントロール血球の使用の意味について考える．

Key Word：weak D型, partial D, 抗D試薬, Rhコントロール, 抗グロブリン試薬, クームスコントロール血球

文献：
1) 赤血球型検査（赤血球系検査）ガイドライン（改訂1版）日本輸血・細胞治療学会
2) 新輸血検査の実際　日本臨床衛生検査技師会 2008, 32-34

（内堀恵美）

2 不規則抗体の検索と同定

1 抗グロブリン試験（クームス試験）

抗グロブリン試験（クームス試験）は，抗グロブリン血清（クームス血清）を用いた試験であり，直接抗グロブリン試験（直接クームス試験）と間接抗グロブリン試験（間接クームス試験）とがある．

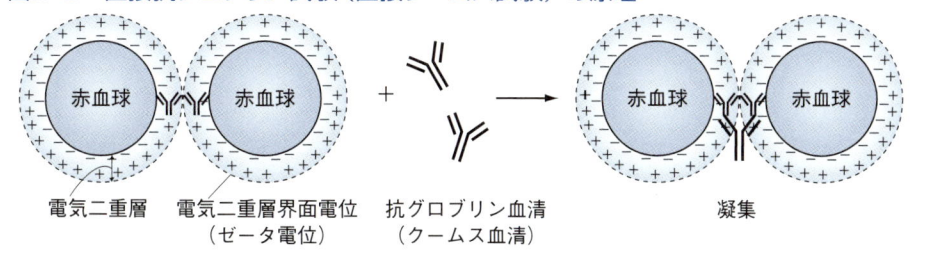

■ 直接抗グロブリン試験（直接クームス試験）

直接抗グロブリン試験（直接クームス試験）は，生体内ですでに赤血球がIgG不規則抗体や補体成分により感作されているかどうかを検査する方法である．

＜原理＞

生体内ですでにIgG抗体や補体成分により感作を受けている赤血球は，それだけでは凝集が起こらない（図Ⅳ-11参照）．抗グロブリン血清（クームス血清）を加えることにより，IgG抗体や補体成分と抗グロブリン血清とが結合して，赤血球が架橋され，凝集が起きる（図Ⅳ-9）．

図Ⅳ-9 直接抗グロブリン試験（直接クームス試験）の原理

■ 間接抗グロブリン試験（間接クームス試験）

間接抗グロブリン試験（間接クームス試験）は，血清中に存在するIgG不規則抗体を検出する方法である．

＜原理＞

血清と既知血液型抗原を有する赤血球試薬とを反応させ，赤血球抗原にIgG抗体を感作させたあと，抗グロブリン血清（クームス血清）を加えると，IgG抗体と抗グロブリン血清とが結合して，赤血球が架橋され，凝集が起きる（図Ⅳ-10）．

図Ⅳ-10　間接抗グロブリン試験（間接クームス試験）の原理

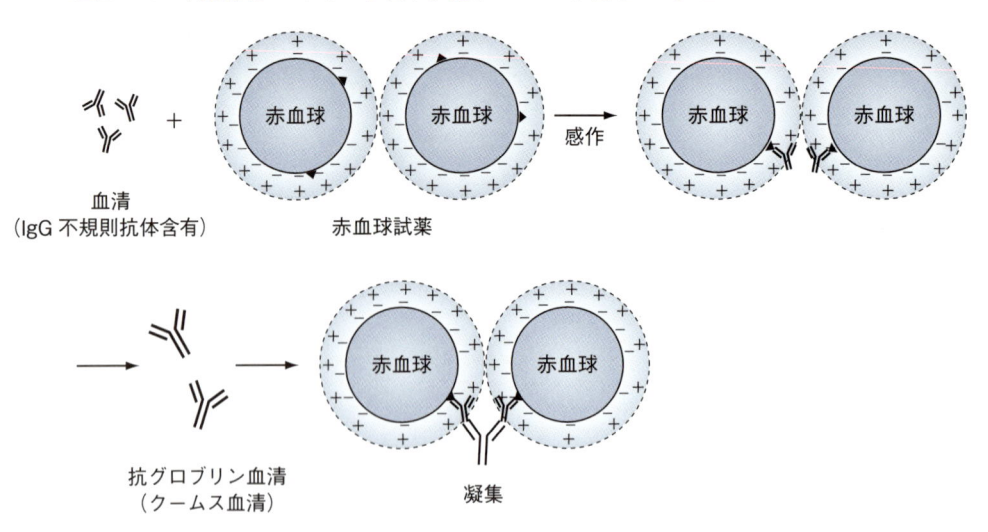

血清
（IgG不規則抗体含有）

赤血球試薬

感作

抗グロブリン血清
（クームス血清）

凝集

（松井智浩）

2 不規則抗体検査法

概要

不規則抗体検査法には，**生理食塩液法，蛋白分解酵素法（ブロメリン法），アルブミン法，間接抗グロブリン試験（間接クームス試験）**などがあるが，単独の検査法のみですべての不規則抗体を検出することは不可能であり，いくつかの検査法を組み合わせて検査する必要がある．これらのなかでも，間接抗グロブリン試験は臨床的意義の高い不規則抗体[*1]を多く検出できるため，最も信頼され，欠かすことのできない検査法といえる．

不規則抗体検査には，**抗体スクリーニング検査**と，それが陽性の場合に抗体の型特異性を明らかにする**抗体同定検査**とがある．不規則抗体同定検査により，同定された抗体が溶血性輸血副作用や新生児溶血性疾患の原因となるか否か，また，輸血適合血が容易に得られるか否かを判断することができる．

実習準備

＜検体＞

- 学生各自の血清（血漿）あるいは教員が用意した血清（血漿）
  教員監視のもと学生同士で採血し，全血での冷蔵保存は避け，血清（血漿）分離後に保存する[*2,3]．新鮮な血液（採血後3日以内）を用いる．血清に溶血がみられると判定が紛らわしくなるので基本的に使用しない[*4]．
- 人工的患者血清（教員が作製）
  血清（血漿）7 mlに対して，Rh系，Kidd系，Duffy系抗体を，単一抗体あるいは複合抗体として2滴ずつ添加し，転倒混和する．

＜試薬＞

- 不規則抗体スクリーニング赤血球
  O型ヒト赤血球2～4本を1セットとした血球試薬である．これらに含まれる主な血液型抗原は，Rh，Kell，Duffy，Kidd，Lewis，MNSs，P，Xg系などである．血球試薬にはできるだけ多くの血液型抗原が含まれることが望ましいが，Di^a抗原は含まれていないことがある．日本人に比較的見出される抗Di^a抗体を検出するためには，Di^a抗原を含む血球試薬を選択する（あるいは，Di^a抗原を含んだ血球を別に用意する）．また，量効果[*5]を示す抗体（Rh系，MNSs系，Kidd系，Duffy系抗体など）の検出感度を高めるために，抗原量の多いホモ接合赤血球を用いることが望ましい．
- 不規則抗体同定用パネル赤血球
  O型ヒト赤血球10～20本を1セットとした血球試薬である．スクリーニング赤血球同様，できるだけ多くの血液型抗原ならびにDi^a抗原を含む血球試薬を選択する．
- 生理食塩液

[*1] 臨床的意義の高い不規則抗体：輸血による溶血性副作用や血液型不適合妊娠（母子間血液型不適合）による新生児溶血性疾患など，生体内で凝集や溶血を引き起こす可能性のある抗体のこと．特に，Rh系，Kell系，Duffy系，Kidd系，Ss系，Diego系抗体．37℃で活性を示す抗体．

[*2] 全血での冷蔵保存厳禁：全血保冷では，血清中に存在する寒冷凝集素（特に抗I自己抗体）と補体成分（C3，C4）が赤血球に結合する．寒冷凝集素は37℃に加温すると解離するが，一度結合した補体は解離しないので，血清中の補体活性低下により，補体結合性のある一部のIgG抗体（抗Jk^a，抗Jk^b，抗Fy^a，抗Fy^b抗体など）が検出されないことがある．

[*3] 血漿使用時の注意点：脱カルシウム作用により分離した血漿は抗補体作用を示すので，補体結合性のある一部のIgG抗体が検出されないことがある．

[*4] 溶血清を使用する場合：被検血清の代わりに生理食塩液を用いて各血球と反応させた検査対照をおき，通常の被検血清と各血球とを反応させたときの血球残存量との比較から抗原抗体反応による溶血の程度を推定するとよい．

[*5] 量効果：ある種の不規則抗体は，赤血球抗原量の多いホモ接合赤血球とは強く反応するが，抗原量の少ないヘテロ接合赤血球とは反応が弱いか反応しないものがあり，凝集に強弱がみられること．

- ブロメリン溶液
- 22％ウシアルブミン溶液
- ポリエチレングリコール（polyethylene glycol；PEG）溶液
- 抗グロブリン血清（クームス血清）
- IgG感作血球（クームスコントロール）
- Rh系，Kidd系，Duffy系抗体

＜器具＞
- 輸血検査用小試験管
- 輸血検査用小ピペット
- 試験管立て
- ゴム球
- 卓上遠心機
- ビューイングボックス
- 恒温槽
- 洗浄ビン（生理食塩液用）

＜前処理＞
- 血清の不活化禁忌[*6]

*6 補体が不活化されると，補体結合性のある一部のIgG抗体が検出されないことがあるため．

到達目標

不規則抗体検査法の目的と各種方法の特徴や意義を理解したうえで，それらの実際の手技を習得する．また，不規則抗体の判定法（同定）として，赤血球試薬の抗原表（アンチグラム）を用いた消去法およびFisherの確率計算式を習得する．

測定原理

生理食塩液中で，NaClのNa$^+$イオンは，負に荷電している赤血球に引き寄せられ，赤血球表面は電気二重層を形成している（図Ⅳ-11-a）．赤血球同士は，この電気二重層界面電位（ゼータ電位）により互いが反発し合い，一定の距離を（35nm）を保つため凝集は起こらない（図Ⅳ-11-b）．IgM抗体は5量体のかたちで存在するため分子が大きく，2つの赤血球の電気二重層を突破して両者に結合し，凝集を起こすことができる（図Ⅳ-11-c）．一方，IgG抗体は分子が小さく，2つの抗原結合部位を最大に開いたとしても2つの赤血球の電気二重層は突破できず，1つの赤血球とのみ結合し，凝集は起こさない（図Ⅳ-11-d）．しかし，ゼータ電位を下げるための方法（ブロメリン法やアルブミン法など）[*7]を用いると，赤血球間の反発力が弱まり2つの赤血球の距離が縮まるため，IgG抗体でも凝集を起こすようになる（図Ⅳ-11-e）．また，図Ⅳ-11-dの状態下で抗グロブリン血清（クームス血清）を加えると，IgG抗体と抗グロブリン血清とが結合して，2つの赤血球が架橋され，凝集が起きる（図Ⅳ-11-f）．

*7 ブロメリンとアルブミンによるゼータ電位低下作用：
ブロメリン法——ブロメリンは赤血球膜上のシアル糖蛋白に作用し，負に荷電しているシアル酸（N-アセチルノイラミン酸）を減少，除去することで，赤血球表面のゼータ電位を低下させる．
アルブミン法——アルブミンの陽イオンが赤血球の陰イオンを吸着し，ゼータ電位を低下させる．

図Ⅳ-11　赤血球凝集反応の機序と不規則抗体検出の原理

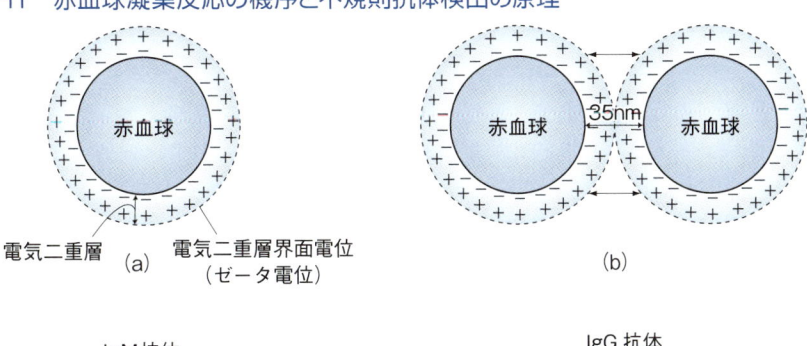

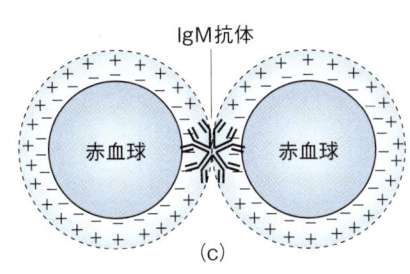

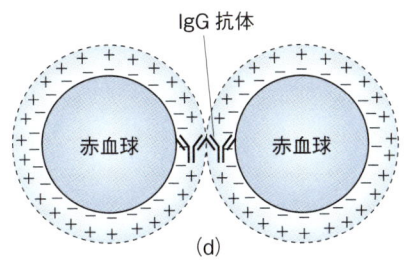

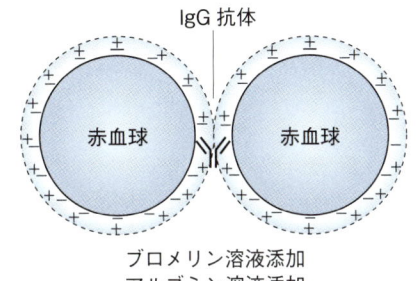

(a) 電気二重層　電気二重層界面電位（ゼータ電位）
(b) 35nm
(c) IgM抗体
(d) IgG抗体
(e) IgG抗体　ブロメリン溶液添加　アルブミン溶液添加
(f) IgG抗体　抗グロブリン血清（クームス血清）

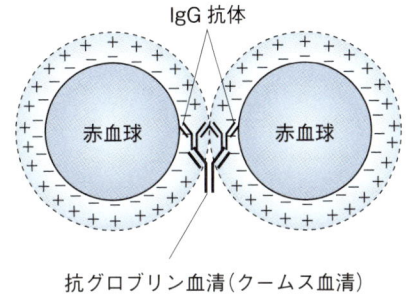

操作法

A. 生理食塩液法－ブロメリン法

①各試験管[*8]に被検血清（血漿）を2滴ずつ滴下する.

②自己対照の試験管には被検血球の3％生理食塩液浮遊液を,残りの試験管には赤血球試薬（スクリーニング用あるいは同定用）を,それぞれ1滴ずつ滴下する.

③よく混和後,室温（22〜25℃）に10〜15分間,放置[*9]する.

④3,400rpmで15秒間,または1,000rpmで1分間,遠心する.

⑤溶血の有無,赤血球沈殿塊の量を観察後,静かに振ってその沈殿塊をほぐしながら凝集の有無[*10]を記録する（**生理食塩液法判定**）.

⑥各試験管にブロメリン溶液を1〜2滴ずつ加える.

⑦よく混和後,37℃で15分間,加温[*11]する.

⑧3,400rpmで15秒間,または1,000rpmで1分間,遠心する.

⑨溶血の有無,赤血球沈殿塊の量を観察後,静かに振って,赤血球沈殿塊をほぐしながら凝集の有無[*10]を記録する（**ブロメリン法判定**）.

B. アルブミン法－間接抗グロブリン試験

①各試験管[*8]に被検血清（血漿）を2滴ずつ滴下する.

*8 赤血球試薬用と自己対照用を用意する.

*9 必ずしも室温に放置する必要はなく,次の操作に進んでもよい.

*10 凝集の強さに応じて4＋,3＋,2＋,1＋,W＋,0,H（溶血）と分類する.

*11 加温時間が長すぎると,ブロメリンの蛋白分解酵素活性が下がり,抗体検出感度が低下するので注意する.

②自己対照の試験管には被検血球の3％生理食塩液浮遊液を，残りの試験管には赤血球試薬（スクリーニング用あるいは同定用）を，それぞれ1滴ずつ滴下する．

③各試験管に22％ウシアルブミン溶液を2滴ずつ加える．

④よく混和後，37℃で15〜30分間，加温する．

⑤3,400rpmで15秒間，または1,000rpmで1分間，遠心する．

⑥溶血の有無，赤血球沈殿塊の量を観察後，静かに振って，赤血球沈殿塊をほぐしながら凝集の有無[*10]を記録する（**アルブミン法判定**）．

⑦生理食塩液で3回洗浄[*12]する（3,400rpmで1分間，遠心）．

⑧各試験管に抗グロブリン血清（クームス血清）を2滴ずつ加える．

⑨よく混和後，3,400rpmで15秒間，または1,000rpmで1分間，遠心する．

⑩溶血の有無，赤血球沈殿塊の量を観察後，静かに振って，赤血球沈殿塊をほぐしながら凝集の有無[*10]を記録する（**間接抗グロブリン試験判定**）．

⑪陰性の試験管にはIgG感作血球（クームスコントロール）を1滴加える．

⑫よく混和後，3,400rpmで15秒間，または1,000rpmで1分間，遠心する．

⑬凝集を確認[*13]する．

C．PEG-間接抗グロブリン試験

①各試験管[*8]に被検血清（血漿）を2滴ずつ滴下する．

②自己対照の試験管には被検血球の3％生理食塩液浮遊液を，残りの試験管には赤血球試薬（スクリーニング用あるいは同定用）を，それぞれ1滴ずつ滴下する．

③各試験管にPEG溶液を2滴ずつ加える．

④よく混和後，37℃で10〜15分間，加温する．

⑤生理食塩液で3回洗浄[*12]する（3,400rpmで1分間，遠心）．

⑥各試験管に抗グロブリン血清（クームス血清）を2滴ずつ加える．

⑦よく混和後，3,400rpmで15秒間，または1,000rpmで1分間，遠心する．

⑧溶血の有無，赤血球沈殿塊の量を観察後，静かに振って，赤血球沈殿塊をほぐしながら凝集の有無[*10]を記録する（**PEG-間接抗グロブリン試験判定**）．

⑨陰性の試験管にはIgG感作血球（クームスコントロール）を1滴加える．

⑩よく混和後，3,400rpmで15秒間，または1,000rpmで1分間，遠心する．

[*12] 洗浄は十分に行い，最終洗浄後は生理食塩液を完全に除く．洗浄が不十分な場合，残った血清中の蛋白（グロブリン）により，あとから加える抗グロブリン血清（クームス血清）が中和され，偽陰性を呈することがある．

[*13] 凝集が認められない場合は再検査が必要となる．原因としては，①洗浄が不十分であり，抗グロブリン血清が中和された，②抗グロブリン血清の入れ忘れか，それが不活性なものであった，③IgG感作血球が古くなり，不活性なものであった，などが考えられる．

⑪凝集を確認*13 する．

結果　不規則抗体スクリーニング検査で抗体の存在が疑われた場合，その型特異性を決定するため**不規則抗体同定検査**を実施する．同定検査は，スクリーニング検査で陽性反応を示した方法を中心に行う．

抗体の型特異性の決定には一般に**消去法**が用いられる．これは同定検査のすべての方法の結果が陰性であった場合，そのパネル赤血球に含まれている抗原を抗原表（アンチグラム）から消去する方法であり，最後に残った抗原に対する抗体を，保有する可能性のある不規則抗体*14 と同定する．その際，量効果を示す抗体*15 は，ホモ接合赤血球とヘテロ接合赤血球に対する反応の強さが異なるので，消去時には注意が必要である．すなわち，抗体と強く反応するホモ接合赤血球抗原のみ消去する．

同定された不規則抗体については，どの方法で凝集（または溶血）しているのか，また，方法による反応性の違いなども観察することが重要となる．さらに，患者の既往歴・輸血歴・妊娠歴・投薬などの情報も考慮する．

*14 抗体は1つとは限らず，複数存在する可能性に留意しておく．

*15 量効果を示す抗体：Rh系，MNSs系，Kidd系，Duffy系抗体など．

Sal：生理食塩液法
Br：ブロメリン法
IAT：間接抗グロブリン試験

消去法の事例

Cell No.	D	C	E	c	e	Fy^a	Fy^b	Jk^a	Jk^b	Xg^a	Le^a	Le^b	S	s	M	N	P1	Sal	Br	IAT
1	+	+	0	0	+	0	+	0	+	0	0	+	+	0	+	0	0	0	0	0
2	+	+	0	0	+	+	0	0	+	+	+	0	0	+	0	+	+	0	0	0
3	+	0	+	+	0	0	+	0	+	0	+	0	+	0	+	0	+	0	+	+
4	+	0	0	+	+	+	0	+	0	+	0	+	0	+	0	+	0	0	0	0
5	0	+	+	+	+	0	+	+	0	+	0	+	0	+	0	+	0	0	0	0
6	0	0	+	+	+	+	0	0	+	0	0	0	+	0	+	0	+	0	+	+
7	0	0	0	+	+	+	0	+	0	+	0	+	0	+	0	+	0	0	0	0
8	0	0	0	+	+	+	0	0	+	0	+	+	+	+	0	+	0	0	0	0
9	0	0	0	+	+	0	+	0	+	0	0	+	0	+	0	+	+	0	0	0
10	0	0	0	+	+	+	+	+	0	+	0	+	0	+	0	+	+	0	0	0

▨：Cell No.1 が陰性反応を示すので D, C, e, Fy^b, Jk^a, Xg^a, S, M の抗原を消去する
▨：Cell No.2 が陰性反応を示すので Fy^a, Jk^b, Le^a, s, N, P1 の抗原を消去する
▨：Cell No.4 が陰性反応を示すので c, Le^b の抗原を消去する

結果としてE抗原が残るので抗体の型特異性は抗E抗体と考えられる
以後，抗体保有者のE抗原が陰性であることを確認し，Fisher の確率計算などを行う．

表IV-7　Fisher の確率計算式

血清反応	パネル赤血球		計
	対応抗原（＋）	対応抗原（－）	
陽性	A	B	A＋B
陰性	C	D	C＋D
計	A＋C	B＋D	N

A：対応抗原（＋）のパネル赤血球と被検血清が陽性反応を示した数（真の陽性数）
B：対応抗原（－）のパネル赤血球と被検血清が陽性反応を示した数（偽陽性数）
C：対応抗原（＋）のパネル赤血球と被検血清が陰性反応を示した数（偽陰性数）
D：対応抗原（－）のパネル赤血球と被検血清が陰性反応を示した数（真の陰性数）
N：A＋B＋C＋D

確率（P）値を求める計算式は，

$$P = \frac{(A+B)! \times (C+D)! \times (A+C)! \times (B+D)!}{N! \times A! \times B! \times C! \times D!}$$

確率（P）値が0.05以下であれば，同定された不規則抗体は統計的有意なものとして信頼される．P値が0.05となるのは，対応抗原（＋），対応抗原（－）のパネル赤血球が3本ずつあり，前者との反応がすべて陽性，後者との反応がすべて陰性を示した場合である．なお，対応抗原（＋）あるいは対応抗原（－）のパネル赤血球の本数が多く，それに伴った真の陽性数あるいは真の陰性数も多くなれば，P値はさらに低くなり，同定された抗体の信頼性は向上する．

！：階乗の印．1からその数までのすべての自然数を乗ずる．たとえば，3！＝1×2×3＝6．また，0！＝1と約束する．

同定された不規則抗体が偶然に得られたものではないことを確認するには，Fisherの確率計算式（表Ⅳ-7）が有用となる．

*16 Landsteinerの法則：血清中には，自己の赤血球が保有する抗原とは反応しない抗体が規則的に存在する．

*17 安全な輸血や適合血液の確保：不規則抗体に対して対応抗原陰性血を選択する．

*18 母子間血液型不適合による新生児溶血性疾患：妊娠や輸血によって生じた母親由来の免疫抗体が，胎盤を通じて胎児や新生児の赤血球と反応して生じる病態．原因となる血液型は主にABOとRhであり，それ以外の血液型も若干報告されている．

評価　ABO血液型における抗A，抗B抗体は，Landsteinerの法則*16により規則的に検出され，規則抗体と呼ばれるのに対して，それ以外の赤血球抗原に対する抗体は不規則抗体と呼ばれる．不規則抗体には，輸血・妊娠・移植により産生される免疫抗体（主としてIgG抗体）と明らかな免疫刺激のない人から検出される自然抗体（主としてIgM抗体）とがある．
患者・供血者・妊婦の血清中に含まれる不規則抗体は溶血を引き起こす原因となるため，これらの有無を事前に検査することは，安全な輸血や適合血液の確保*17，母子間血液型不適合による新生児溶血性疾患*18の予知と対策に重要な意義をもつ．

レポート課題
①不規則抗体検査法の各種方法について，その原理や特徴についてまとめよ．
②人工的患者血清中に存在していた不規則抗体は何であったか．また，その抗体の特徴を述べよ．さらに，実際の輸血検査において，比較的多い割合で同定される不規則抗体にはどういったものがあるのか調べよ．
③凝集と溶血の違いを述べよ．

Key words：不規則抗体，IgM抗体，IgG抗体，電気二重層界面電位（ゼータ電位），抗グロブリン血清（クームス血清），アルブミン，ブロメリン，PEG

文献検索　上記のレポート課題は，臨床現場で必要な知識を問うものであり，まとめる際には，他の教科書や参考書なども検索し，十分な理解に役立てること．なお，現在のインターネット社会における情報は，不特定多数の人により発信されており，その記載内容の真偽については，十分留意する必要がある．

感想　不規則抗体検査では，凝集反応の観察が重要な操作の一つとなるが，その"コツ"をつかんだかどうか，学生同士で感想を述べてみよう．

（松井智浩）

3 直接抗グロブリン試験
（直接クームス試験）

概要

直接抗グロブリン試験（直接クームス試験）は，赤血球が生体内ですでに不規則抗体（主にIgG抗体）や補体成分により感作されているか否かを検査する方法である．

生体内で赤血球に対する自己抗体（主にIgG抗体）が産生され，自己赤血球が感作されることにより溶血が起こる自己免疫性溶血性貧血や，血液型不適合妊娠（母子間血液型不適合）により新生児赤血球が母体由来のIgG抗体に感作されて溶血が起こる新生児溶血性疾患，また，不適合輸血（異型輸血）による輸血副作用が疑われる患者赤血球にIgG抗体が感作されているか否か，などの検査に直接抗グロブリン試験は有用である．

実習準備

＜検体＞

- 学生各自の赤血球

  教員監視のもと学生同士で採血する．全血での冷蔵保存は避ける[19]．EDTA加採血[20]が望ましい．

- 人工的患者血球（教員が作製）

  O型でRh系抗原（C，c，D，E，e）を調べた赤血球を1ml用意し，生理食塩液で2～3回洗浄する（3,000rpmで3～4分間，遠心）．Rh系抗原陽性のなかから1つの抗原を選び，それに対応する抗血清を2～3滴加えて混和後，37℃で60分間，加温する．使用時には生理食塩液で2～3回洗浄し（3,000rpmで3～4分間，遠心），その3％生理食塩浮遊液を調製する．

＜試薬＞

- 生理食塩液
- 抗グロブリン血清（クームス血清）
- IgG感作血球（クームスコントロール）
- O型新鮮血球
- Rh系抗体
- ジクロロメタン・ジクロロプロパン溶液（DT解離液Ⅱ）

＜器具＞

- 輸血検査用小試験管
- 輸血検査用小ピペット
- 試験管立て
- ゴム球
- 卓上遠心機
- ビューイングボックス

[19] 全血での冷蔵保存厳禁：全血保冷では血清中に存在する寒冷凝集素（特に抗I自己抗体）と補体成分（C3，C4）が赤血球に結合する．寒冷凝集素は37℃に加温すると解離するが，一度結合した補体は解離しないので，本試験に多特異性抗グロブリン抗体を用いると，これに含まれる抗C3b，抗C3d抗体によって，偽陽性反応を呈することがある．

[20] EDTA加採血：寒冷凝集素価の高い検体の場合，室温でも赤血球に寒冷凝集素と補体成分が結合する．この補体成分の結合を防止するために採血時はEDTAを用いる．ただし，EDTAは試験管内での補体成分の結合は阻止するが，生体内ですでに赤血球に感作している補体成分には作用しない．

- 恒温槽
- 洗浄ビン（生理食塩液用）
- 抗体解離試験用試験管（ストッパーつき）

＜前処理＞
- なし

到達目標

直接抗グロブリン試験（直接クームス試験）の目的と意義を理解したうえで，その実際の手技を習得する．また，本試験陽性時に，感作を受けている抗体を同定するための抗体解離試験についても，その原理や手技を習得する．

測定原理

図Ⅳ-9に示すとおり．

操作法

①適量の被検赤血球を生理食塩液で2～3回洗浄し（3,000 rpmで3～4分間，遠心），3％赤血球浮遊液を調製する．

②2本の試験管（Ⅰ，Ⅱと明記）に3％赤血球浮遊液を1滴ずつ滴下する．

③Ⅰの試験管には抗グロブリン血清（クームス血清）を，Ⅱの試験管には生理食塩液を，それぞれ2滴ずつ滴下する．

④よく混和後，3,400 rpmで15秒間，または1,000 rpmで1分間，遠心する．

⑤溶血の有無，赤血球沈殿塊の量を観察後，静かに振って，赤血球沈殿塊をほぐしながら凝集の有無[*10]を判定する．

⑥陰性の試験管にはIgG感作血球（クームスコントロール）を1滴加える[*21]．

⑦よく混和後，3,400 rpmで15秒間，または1,000 rpmで1分間，遠心する．

⑧凝集を確認[*13]する．

[*21] 生理食塩液を入れたⅡの試験管には入れる必要がない．

結果

表Ⅳ-8の判定表に従う．

表Ⅳ-8　判定表

	試験管Ⅰ	試験管Ⅱ	判定ならびに解釈
反応結果 ＋：凝集 0：非凝集	＋	0	陽性[1]
	0	0	保留[2]
	＋	＋	保留[3]
IgG感作血球添加後	＋	0	陰性[2]
	0	0	再検査[4]

1) 赤血球は不規則抗体などにより感作を受けているので，抗体解離試験（後述）を行い，解離液中の抗体の型特異性を同定する
2) 試験管Ⅰのみに IgG感作血球を添加し，凝集を確認してはじめて陰性と判定する
3) IgMクラスの抗体による赤血球感作や赤血球の細菌汚染などが考えられる
4) [*13]参照

A. 抗体解離試験

抗体解離とは，抗原抗体反応の結果，赤血球に結合した抗体をそこから解離させることである．抗体解離法としては，熱（抗体を変性させない温度）で赤血球を縮ませたり，酸で抗体の結合力を弱めたり，有機溶媒などで赤血球を溶血させたりする方法がある．また，抗体の性状（IgM抗体かIgG抗体か）で，おのおのに適した方法がある．ここでは，IgM抗体の解離に適し，操作の容易な熱解離法とIgG抗体の解離に適し，解離時間が短く，抗体回収率の高い，ジクロロメタン・ジクロロプロパン（DTII）解離法について説明する．

■ 熱解離法

①適量の被検赤血球を生理食塩液で5回以上洗浄し（3,000rpmで5分間，遠心），上清を完全に取り除く[*22]．
②赤血球沈渣と等量の生理食塩液を加える．
③ときどき混和しながら，56℃で5～10分間，加温する．
④直ちに[*23] 3,000rpmで2～4分間，遠心する．
⑤上層（解離液層）[*24]を採取[*25]し，検査に用いる．特に，ABO血液型の亜型検査に適している．

■ ジクロロメタン・ジクロロプロパン（DTII）解離法[*26]

①適量の被検赤血球を生理食塩液で3回以上洗浄（3,000rpmで5分間，遠心）し，上清を完全に取り除く[*27]．
②赤血球沈渣と等量の生理食塩液を加える．
③ジクロロメタン・ジクロロプロパン溶液（DTII解離液）を，赤血球沈渣の2倍量加える．
④ストッパーを付けて1分間激しく混和する．
⑤ストッパーを外して，37℃で5分間，加温する．
⑥3,000rpmで5分間，遠心する．
⑦上層は解離液層[*28]，中間層は赤血球基質層，下層はDTII溶液層に分離される．
⑧上層（解離液層）を採取[*29]し，間接抗グロブリン試験により，解離液中の抗体の同定を行う（不規則抗体同定検査法に準じる）．

評価 直接抗グロブリン試験が陽性のとき，まず考慮に入れるべきことは，患者の年齢や疾患名，輸血歴や妊娠歴，薬剤名などの情報である．患者が新生児であれば，新生児溶血性疾患[*30]を，新生児以外であれば，自己免疫性溶血性貧血や輸血副作用[*31]，生体内での補体の感作[*32]，薬剤の影響[*33]などを考える．

[*22] 十分な洗浄操作により，赤血球と反応していない抗体を除去しておかなければ，解離法によって検出された抗体が解離抗体か否かの判定を誤る．

[*23] 被検体の温度が低下すると，解離した抗体が，再び血球と吸着するので，それを防ぐため．

[*24] 淡赤色となる．

[*25] 赤血球層を混入させないよう，慎重に採取する．

[*26] 有機溶媒を用いる方法であるため，それにより溶けない材質で，ストッパー付きの試験管を使用する．

[*27] 十分な洗浄操作により，赤血球と反応していない抗体を除去しておかなければ，解離法によって検出された抗体が解離抗体か否かの判定を誤る．

[*28] 溶血により，暗赤色となる．

[*29] 赤血球膜残渣を含む中間層を混入させると，偽陽性反応を呈する可能性があるので，慎重に採取する．混入させた場合は，再度遠心して同様に操作する．

[*30] ABOやRh血液型不適合妊娠が主な原因となるが，前者の場合は本試験が弱陽性か陰性となる．新生児のAおよびB抗原の発現量が十分でないためと考えられている．

[*31] 輸血副作用：不適合輸血後の溶血性疾患の患者にみられる．

[*32] 寒冷凝集素症や発作性寒冷ヘモグロビン尿症の患者にみられる．

[*33] 薬剤と薬剤抗体による赤血球感作や，薬剤非依存性の赤血球自己抗体による感作などが知られている．

レポート課題

① 人工的患者血球に感作していた抗体は何であったか．また，その抗体の特徴を述べよ．

② 自己免疫性溶血性貧血を引き起こす赤血球自己抗体を温式抗体と冷式抗体とに分類し，おのおのの特徴や疾患との関連をまとめよ．

③ 血液型不適合妊娠（母子間血液型不適合）による新生児溶血性疾患の機序を説明せよ．

④ 抗体解離試験について，熱解離法とDTⅡ解離法以外の方法を調べ，それらの特徴をわかりやすくまとめよ．

Key words：自己免疫性溶血性貧血，温式自己抗体，冷式自己抗体，反応至適温度，ABO血液型不適合，Rh血液型不適合，新生児溶血性疾患，抗体解離

文献検索

上記のレポート課題は，臨床現場で必要な知識を問うものであり，まとめる際には，他の教科書や参考書なども検索し，十分な理解に役立てること．なお，現在のインターネット社会における情報は，不特定多数の人により発信されており，その記載内容の真偽については，十分留意する必要がある．

感想

抗体解離液を用いた抗体同定検査と血清を用いた場合のそれ（不規則抗体同定検査）とでは，どのような違いがあり，その違いをどのように感じたか，感想を述べてみよう．

（松井智浩）

3 交差適合試験

1 交差適合試験

概要

交差適合試験には主試験（受血者血清または血漿と供血者赤血球との反応）と副試験（受血者赤血球と供血者血漿との反応）とがあり，溶血性輸血副作用を防ぐため，血液製剤輸血前の最後の検査として実施される．そのためこの検査は，ABO血液型の不適合と，37℃で反応する臨床的意義のある不規則抗体を検出できる方法を組み合わせて行う必要がある．

＜主な検査方法＞
(1) 生理食塩液法
(2) ポリエチレングリコール（PEG）-間接抗グロブリン試験
(3) アルブミン-間接抗グロブリン試験
(4) 低イオン強度生理食塩液（LISS）添加間接抗グロブリン試験
(5) 生理食塩液-間接抗グロブリン試験
(6) ブロメリン液法

実習準備

＜検体＞
・学生各自の血液（血清または血漿，2～5%赤血球浮遊液）

学生同士で採血を行い，受血者（患者）を自分，供血者（血液製剤用セグメント）を他の学生として，自分とABO同型，および他のすべての型をそれぞれ実施する．2～5%赤血球浮遊液は検査時に各自で作製し，生理食塩液で1回洗浄して用いる．検体を分注する前に，各試験管に受血者と供血者が区別できるように表記する．

＜器具＞
・輸血検査用小試験管
・輸血検査用小ピペット
・ゴム球
・試験管立て

- 卓上遠心機
- 37℃恒温槽
- 生理食塩液の入った噴射ビン
- 反応増強剤（PEG，アルブミン，LISSなど）
- 抗グロブリン血清（クームス血清）
- IgG感作赤血球（クームスコントロール血球）
- ハイゼガーゼ
- 油性マジックインキ

到達目標

交差適合試験の目的を理解し，正確かつ迅速に検査できるようにする．また，交差適合試験の結果の解釈，および適合血の選択について理解できるようにする．

測定原理　抗グロブリン血清（クームス血清）を用いた赤血球凝集反応．
主試験：受血者血清（または血漿）＋2〜5％供血者赤血球．
副試験：2〜5％受血者赤血球＋供血者血漿（または血清）．

操作法　操作法は図Ⅳ-12に示すとおりである．

結果

受血者名：　　　　　血液型：

供血者名	血液型	生理食塩液法		間接抗グロブリン試験		総合判定
		主試験	副試験	主試験	副試験	

主試験で溶血や凝集が認められた場合は，その血液を輸血に使用してはいけない．原則的に，主試験・副試験の両方が陰性の血液を適合とする．特別な場合（緊急時のO型赤血球使用，同型の適合血入手困難時，受血者の直接抗グロブリン陽性など）は副試験が不適合でも輸血することがある．

図Ⅳ-12 交差適合試験の操作法

①受血者および供血者の検体を遠心分離し，血漿を分離する

②受血者および供血者の2〜5％血球浮遊液を作製する
（生理食塩液を1ml入れた試験管に血球沈渣を1滴加えると2〜5％血球浮遊液となる）

③主試験と自己対照の試験管に受血者血清を2滴ずつ加える

④副試験の試験管に供血者の血漿を2滴加える

⑤主試験の試験管に2〜5％の供血者血球浮遊液を1滴加える

⑥副試験と自己対照の試験管に受血者血球浮遊液を1滴ずつ加える

⑦それぞれの試験管をよく混和し，3,400rpm，15秒（または1,000rpm，1分）遠心後，溶血・凝集を観察，記録する

⑧続いて，各反応増強剤の使用説明書に従い，間接抗グロブリン試験を行う

(1) 生理食塩液法

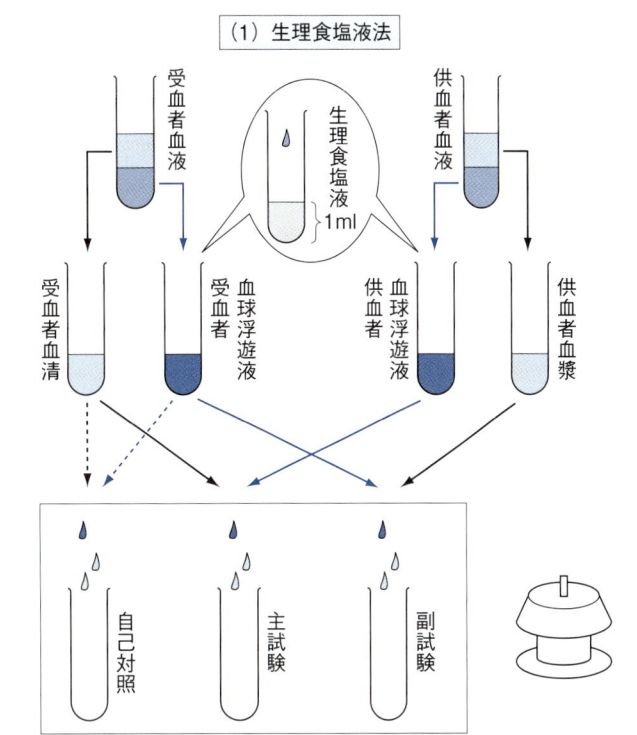

受血者血液 → 受血者血清
受血者血液 → 血球浮遊液（受血者）
供血者血液 → 血球浮遊液（供血者）
供血者血液 → 供血者血漿

生理食塩液 1ml

自己対照／主試験／副試験

よく混和後3,400rpm，15秒（または1,000rpm，1分）遠心し，上清の溶血の有無を確認してから試験管を軽く振り，凝集の有無を観察，記録する

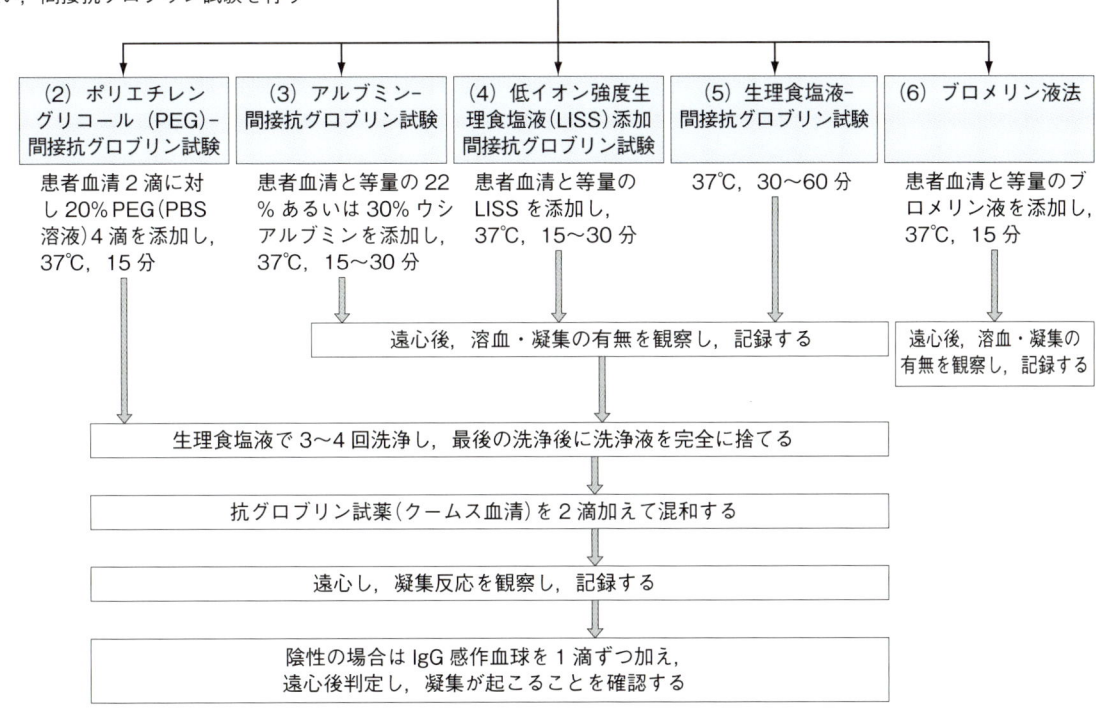

(2) ポリエチレングリコール（PEG）-間接抗グロブリン試験
患者血清2滴に対し20％PEG（PBS溶液）4滴を添加し，37℃，15分

(3) アルブミン-間接抗グロブリン試験
患者血清と等量の22％あるいは30％ウシアルブミンを添加し，37℃，15〜30分

(4) 低イオン強度生理食塩液（LISS）添加間接抗グロブリン試験
患者血清と等量のLISSを添加し，37℃，15〜30分

(5) 生理食塩液-間接抗グロブリン試験
37℃，30〜60分

(6) ブロメリン液法
患者血清と等量のブロメリン液を添加し，37℃，15分

遠心後，溶血・凝集の有無を観察し，記録する

生理食塩液で3〜4回洗浄し，最後の洗浄後に洗浄液を完全に捨てる

抗グロブリン試薬（クームス血清）を2滴加えて混和する

遠心し，凝集反応を観察し，記録する

陰性の場合はIgG感作血球を1滴ずつ加え，遠心後判定し，凝集が起こることを確認する

注1）血液センターから供給される輸血用血液は，不規則抗体検査を実施ずみであるため，患者のABO・Rho(D)型の確認がされていれば，副試験を省略できる

注2）患者検体は輸血前3日以内に採血することが望ましい．また，血液型を調べるための検体とは別に新しく採血することが望ましい

評価

交差適合試験陽性の原因

	主試験	副試験	自己対照	技術的な誤り
生理食塩液法	・ABO不適合 ・連銭形成 ・生理食塩液法で反応する不規則抗体	・ABO不適合 ・受血者血球の汎血球凝集反応 ・受血者血球の直接抗グロブリン試験陽性 ・供血者血漿中の不規則抗体	・連銭形成 ・寒冷自己抗体	・汚れたガラス器具 ・検体試薬や生理食塩液の細菌などによる汚染 ・血清のフィブリン塊や過剰遠心
間接抗グロブリン試験	・ABO不適合 ・不規則抗体の反応 ・低頻度抗原に対する不規則抗体の反応 ・供血者血液の直接抗グロブリン試験陽性	・ABO不適合 ・受血者血球の直接抗グロブリン試験陽性	・受血者血球の直接抗グロブリン試験陽性	

適合血の選択基準

選択する抗原群	Rh, Kell, Duffy, Ss, Diego, P^k, p, I (allo), Jr^a など
選択しない抗原群	Le^{b*}, P_1, N, Xg^a, Bg^a, St^a, JMH など *試験管内で溶血を示す場合は，陰性血液を選択する
反応性によって選択を考慮する抗原群	抗グロブリン試験が陽性（37℃，1時間加温後），または試験管内で溶血を示す場合は陰性血を選択するが，それ以外は選択しなくてもよい Le^a, M など

レポート課題 交差適合試験の限界についてまとめる．また，特別な場合の交差適合試験（RhD陰性患者，緊急時，手術時，新生児など）やコンピュータクロスマッチについても考察を広げる．

感想 いつでも（24時間），どこでも（大規模病院でも，中小規模の病院でも），だれでも（ベテラン技師でも，新人技師でも），同じ検査結果を出すためには何が必要か．

文献：
1) 認定輸血検査技師制度協議会カリキュラム委員会編：スタンダード輸血検査テキスト（第2版），医歯薬出版，2007，102～105．
2) 日本臨床衛生検査技師会輸血検査標準化部会：日本臨床衛生検査技師会ライブラリーXII 輸血検査の実際（改訂第3版）．日本臨床衛生検査技師会，2003，63～69．

（小野寺利恵）

4 タイプ&スクリーン

1 タイプ&スクリーン (type and screen)

到達目標

①type and screen（T＆S：血液型不規則抗体スクリーニング）とは，輸血の可能性が低いと予想される待機的手術例において，術中に輸血が必要になったときに適応されるシステムであることを理解する．

②輸血用血液が患者にとって適合血であるかどうかを，ABO血液型検査（オモテ検査），あるいは交差適合試験（主試験）で確認できる．

実習準備

＜試薬＞
- 生理食塩液
- 抗A血清
- 抗B血清
- 抗D血清
- 22%ウシアルブミン液またはRh-hrコントロール液

＜器具＞
- 遠心機
- 判定用遠心機
- ビューイングボックス
- ガラス試験管（12×75mm）
- 試験管立て
- 1ml用ピペット
- 洗浄ビン

＜検体＞
患者血液として，A型あるいはB型の血液〔$Rh_o(D)$陽性で不規則抗体が陰性〕を各班に用意する．また輸血用血液として，ABO血液型がA型およびB型の2種類の供血者血液セグメントを各学生に用意する（学生ごとに組み替えて渡す）．なお，供血者血液のセグメントは赤十字血液センターから提供を受

ける．

> **原理**

T＆Sは，出血量が少なく術中に輸血する可能性が低いと予測される待機的手術例では，前もってABO血液型とRh₀(D)抗原を判定（タイピング：typing）し，同時に赤血球に対する不規則抗体の有無（スクリーニング：screening）を調べておき，患者がRh₀(D)陽性で不規則抗体が陰性の場合には事前に交差適合試験を行わないという方法である．緊急に輸血が必要となったときには，輸血用血液のABO血液型がオモテ検査で患者と同型であることを確認するか，あるいは交差適合試験（主試験）を生理食塩液法（迅速法，室温）で実施して適合血を輸血する．

＊手術によっては，術前に交差適合試験ずみの血液を準備しても輸血を行わない場合や，準備量よりも実際の使用量が少ない場合があるので，血液の有効利用，輸血検査業務の合理化・省力化を目的として，近年，タイプ＆スクリーンによる輸血用血液の準備方法が多くの医療施設で実施されている．

> **操作法（図Ⅳ-13）**

■ 患者および供血者血液からの2～5％血球浮遊液の調製

① 各班の代表者が患者血液を3,000 rpm，5～10分間遠心し，血清を患者名が記入してある試験管に移す．血球は1回以上，生理食塩液で洗浄し，2～5％の血球浮遊液を調製する．

② 学生各自が生理食塩液を約4 ml入れた試験管2本を用意し，「供-1」，「供-2」と記入する．これらの試験管に供血者-1と供血者-2のセグメント血球層をそれぞれ1滴ずつ滴下する．

③ 血球は1回以上生理食塩液で洗浄し，2～5％の供血者血球浮遊液を調製する．

＊セグメントの血漿と血球との境目をハサミでカットし，親指と人差し指で血球側をつまむと滴下しやすい．

■ ABO血液型検査（オモテ検査）

① 学生各自が試験管を6本用意し，「患-A」，「供1-A」，「供2-A」および「患-B」，「供1-B」，「供2-B」と記入し，試験管立てに並べる．

② 「患-A」，「供1-A」，「供2-A」試験管に抗A血清を，「患-B」，「供1-B」，「供2-B」試験管に抗B血清をそれぞれ1滴ずつ滴下する．

③ 2～5％患者血球浮遊液を「患-A」，「患-B」試験管に，それぞれ1滴ずつ滴下する．

④ 2～5％供血者-1血球浮遊液を「供1-A」，「供1-B」試験管に，2～5％供血者-2血球浮遊液を「供2-A」，「供2-B」試験管にそれぞれ1滴ずつ滴下する．

⑤ すべての試験管を軽く混和後，3,400 rpm，15秒（または1,000 rpm，1分間）遠心する．

⑥ 遠心後，ビューイングボックス上でそれぞれの試験管を軽く振りながら，凝集および溶血の有無・程度を観察，記録し，判定する．

■ 交差適合試験（主試験）

① 学生各自が試験管を3本用意し，「主-1」，「主-2」，「C」と記入する．
② 「主-1」，「主-2」，「C」試験管に患者血清を2滴ずつ滴下する．

図Ⅳ-13　ABO血液型検査および交差適合試験

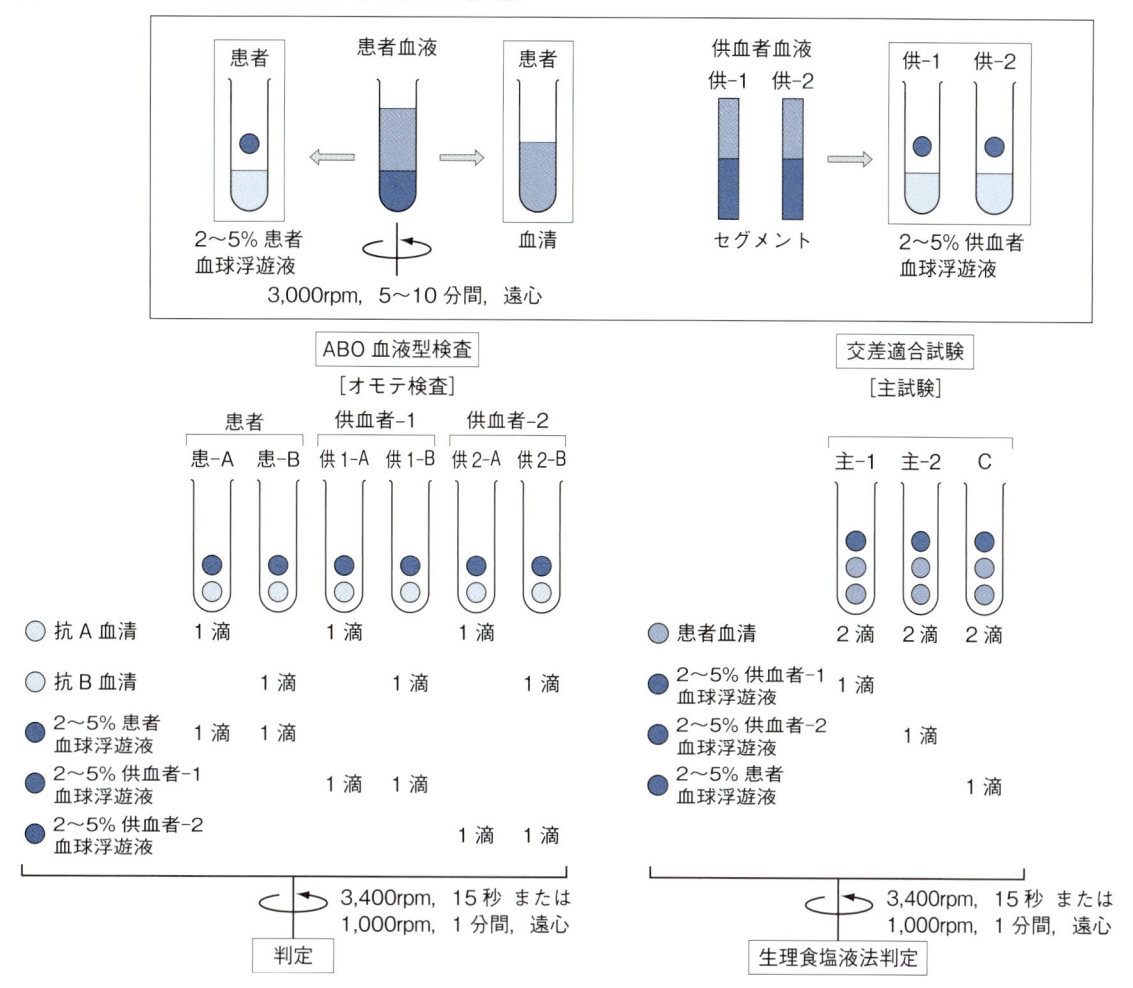

③ 2～5%供血者-1血球浮遊液を「主-1」試験管に，2～5%供血者-2血球浮遊液を「主-2」試験管に，2～5%患者血球浮遊液を「C」試験管に，それぞれ1滴ずつ滴下する．

④ すべての試験管を軽く混和後，3,400rpm，15秒（または1,000rpm，1分間）遠心する．

⑤ 遠心後，ビューイングボックス上で，それぞれの試験管を軽く振りながら凝集および溶血の有無・程度を観察，記録し，判定する（生理食塩液法）．

結果 (表Ⅳ-9)

ABO血液型検査のオモテ検査の結果より，患者血液および供血者血液のABO血液型が何型かを判定できる．

表Ⅳ-9-aの判定結果に従って，抗A血清のみ凝集すればA型，抗B血清のみ凝集すればB型と判定し，抗A血清および抗B血清ともに凝集が認められない場合をO型，あるいはともに凝集が認められればAB型と判定する．

一方，交差適合試験の結果では，供血者血液が患者血液のABO血液型と同型である場合，**表Ⅳ-9-b**の判定結果のように「主」および「C」

表IV-9 タイプ & スクリーンにおける ABO 血液型検査および交差適合試験の結果の解釈

a：ABO 血液型検査の判定結果

オモテ検査		
抗A血清	抗B血清	判定結果
+	0	A
0	+	B
0	0	O
+	+	AB

b：交差適合試験の判定結果

主試験		
主	C	判定結果
0	0	適合
+	0	不適合
+	+	保留

で凝集が認められず，供血者血液は適合となるため，輸血を行うことができる．しかし，「主」に凝集が認められたとき不適合となり，輸血を行うことができない．なお，「主」および「C」の両方に凝集が認められた場合は判定保留とし，再検査を行う．

評価 T＆Sによる術中の緊急輸血検査は，患者のABO血液型とRh$_0$(D)血液型および不規則抗体が事前に検査されているので，Rh$_0$(D)抗原陽性で不規則抗体が陰性の患者が対象となる．一方，供血者血液（血液製剤）のABO血液型，Rh$_0$(D)抗原および不規則抗体（陰性）は赤十字血液センターで検査ずみである．したがって**表IV-9**のABO血液型検査（オモテ検査）の判定結果より，患者と供血者とが同型であることを確認するか，あるいは交差適合試験（主試験）における判定結果から供血者血液が適合血かどうかを判定できる．

本実習では，患者血液としてA型あるいはB型の血液〔Rh$_0$(D)陽性で不規則抗体が陰性〕とA型およびB型の2種類の供血者血液との反応である．したがって，供血者血液のABO血液型が患者血液と1検体が同型で，もう1検体が異型となり，結果としてどちらか一方がABO不適合で輸血不可となる．

レポート課題 ①タイプ＆スクリーンにおける輸血検査について説明せよ．

Key Word：タイプ＆スクリーン，待機的手術，血液の有効利用，輸血検査業務の合理化・省力化

（細井英司）

5 血液型不適合妊娠

母児の血液型

理論的には，あらゆる組み合わせで不適合妊娠が起こることが考えられるが，抗原分布の民族による違い，血液型の抗原性の強弱などから，わが国では**表Ⅳ-10**のような血液型抗体の不適合妊娠の報告例がみられる．

ABO系の母児不適合妊娠は起こるが軽症のものがほとんどで，児に交換輸血を行う必要性のあるものはきわめてまれである．それに比してRh系，特に抗DによるものはD抗原の免疫原性が強いからである．ほかに，わが国で注意を要するものとしては，モンゴル民族に特有とされるDiego系に対する抗体である．白人社会のKell系抗体に相当する．

母児血の間接抗グロブリン試験

母児不適合妊娠が起こるか否かは，母親となる妊婦の血清中にIgG性（胎盤を通過する）の抗体が存在するか否かということと，その抗体と反応する血液型抗原を児が保有するか否かによる．そのことから，定期的に妊婦血清中のIgG性の不規則抗体の検索が重要になる．IgG抗体の検索には間接抗グロブリン試験が優れた方法で，一般によく用いられている（操作方法は「Ⅲ-2-② 不規則抗体検査法」を参照）．

臍帯・児血の直接抗グロブリン試験

児の直接抗グロブリン試験が陽性を示すときは，児の赤血球寿命が短縮され，ビリルビン値が上昇し，臨床的には黄疸症状が認められることが多い．不適合妊娠の有無や程度を把握する意味で重要な検査である．陽性のときには，児の赤血球に感作している抗体の特異性を調べ，特異性によっては，交換輸血などの臨床対応をとる必要が起こる．

児の臍帯血・末梢血球が直接抗グロブリン試験陽性になる原因は，母親血清中のIgG性抗体が妊娠中に胎盤を通過して児の体内に移行し，児血球に感作することによる．

ABO不適合妊娠では，児の赤血球の直接抗グロブリン試験が陰性になることが多い（解離試験を行うと当該の抗A，抗Bが検出される）．陽性になっても，

表IV-10 溶血性輸血副作用と新生児溶血性疾患の原因抗体

抗体	溶血性輸血副作用 即時型	溶血性輸血副作用 遅延型	新生児溶血性疾患
M			●
N			●
En^a		●	●
P$_1$P			●
Tj^a			●
D		●	●
D＋C			●
D＋G			●
C		●	●
C＋E		●	●
C＋e	●	●	●
C＋e＋S		●	●
C＋e＋Jk^a（＋P$_1$）		●	●
C＋e＋Jk^b		●	
c			
c＋E	●	●	
c＋E＋Fy^a		●	●
E	●	●	
E＋M		●	
E＋Fy^a		●	
E＋Fy^a＋Di^b		●	
f	●		
Hro		●	●
Ul^a			●
Ku			●
Le^a	●	●	
Le^b		●	
Le^a＋Le^b		●	
Fy^a		●	
Fy^b		●	
Fy^b＋Jk^a		●	
Jk^a		●	
Jk^a＋E＋c	●	●	●
Jk^a＋E＋S＋c＋Bg^a		●	●
Jk^b	●	●	
Jk^b＋E		●	
Jk^b＋Fy^b		●	
Jk^b＋Di^a	●	●	
Di^a			●
Di^a＋E			●
Di^b		●	●
Di^b＋E	●	●	●
Xg^a			
Gy^a			●
Jr^a	●	●	
Sd^a		●	
Kg			●

（1979～2009年の日本輸血学会誌より集計）

> Rho不適合のような強陽性にはならず，きわめて弱い反応を示す例がほとんどである．

（永尾暢夫）

6 輸血の品質管理

輸血検査に関して品質管理を行う場合には，使用する機器・試薬・技術のあらゆる面からチェックし，検査が正しく行われてその結果が信頼に値するかということを分析しなければならない．

機器に関しては，コンピュータシステムを用いた全自動型の血液型判定機から，用手法と呼ばれる方法で用いられる簡易的機器まで幅広くあり，扱いには熟練と注意が必要である．

試薬については，有効期限・活性・汚染などに注意しながら適切に使用する必要がある．

技術については，日進月歩といわれる医学において，常に新たな技術導入とそれらに対する熟練を心がけることが要求される．

機器

冷蔵庫：アラームと自記温度記録計つきの冷蔵庫が要求され，適切な温度管理と，異常を知らせるアラームが適切に作動するか否かを定期的に点検，記録する必要がある．

遠心器：遠心速度と時間が正しく設定されているかを，業者に委託するなどして定期的に確認する必要がある．

試薬

Rh-hrコントロール：抗D血清から抗Dを除いたもので，各メーカーでその成分が多少異なる．抗Dを用いた判定の陰性対照として使用される．

クームスコントロール血清：抗グロブリン試験が陰性結果を示した試験管にクームスコントロール血球を加え，凝集反応の有無を確認することで，洗浄効果，抗グロブリン血清の入れ忘れ，活性度などを調べることができる．

ウシアルブミン血清：抗体活性をもたないので，陰性対照として用いることができる．

自己血球：自己抗体保有者でないと凝集反応を起こさないので，陰性対照として用いられる．

（永尾暢夫）

V

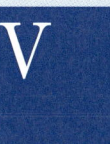

血液媒介感染症の検査

V 血液媒介感染症の検査

1 HIVの抗体スクリーニング検査

輸血に伴う感染症を未然に防止するため，献血された検体は，使用する前に次に示すようなスクリーニング検査が行われている．
- 免疫学的検査：HBsおよびHBeの抗原と抗体，HBc，HCV，梅毒，HIV，HTLVの抗体
- 遺伝子検査：HBV，HCV，HIV-1

免疫学的検査だけでは非特異的な反応や感度の不足がみられることから，遺伝子検査も併用している．さらに，HIV，HTLVの抗体が陽性の場合は，ウエスタンブロット法で確認試験も行う．本稿では，HIVの検査を例に，抗体検査，遺伝子検査，ウエスタンブロット検査の実習を行う．

＜検体取り扱い上の注意事項＞

検体は血液・粘膜を介した感染のおそれがあるため，操作にはマスクをつけ，グローブをはめて行うように心がける．特に，検体の前処理（希釈，試薬への分注）は，安全キャビネットの中で行うのが好ましい．また，汚染された机や衣類はただちに0.05%の次亜塩素酸ナトリウム（市販のブリーチを100倍希釈）で拭き取る．

1 PA法──定性
(PA；particle agglutination)

到達目標

①試薬の正しい取り扱い方を理解する．
②HIV-1，HIV-2の試薬と交差する抗原の種類を学ぶ．
③反応に影響を与える因子について考える．

実習準備　5人×8グループ(G)

＜試薬＞
- ジェネディアHIV-1/2ミックスPA（富士レビオ）20回用×5（70,000円）1箱

＜器具＞
- U型マイクロプレート　1枚×8G
- 25〜100μl用マイクロピペット　2本×8G
- チップ　24本×8G≒200本
- メスピペット（感作試薬溶解用）
- 判定用イムノビュアー　1台
- タイマー　1×8G

- マスク
- グローブ
- あったほうが好ましい物――プレートミキサー，連続ピペット（ドロッパー）

＜検体＞
- 入手先から使用許可を得た陽性血清または血漿（50μl→陰性検体で1/10，$1/10^2$，$1/10^3$，$1/10^4$に希釈したもの，およびキット添付の陽性血清または血漿5種類）
- 入手先から使用許可を得た陰性血清または血漿（3ml，陽性検体希釈用）

＊検体は，入手先が，患者さんから使用許可を得ているかを再確認する．入手困難なときは，キットに添付されている陽性検体を使用する．

原理 ゼラチンを粒型化した人工担体にリコンビナントHIV抗原（HIV-1はgp41とp24，HIV-2はgp36）を吸着させたもので，この感作粒子が検体中のHIV-1あるいは2抗体と反応し，凝集することを応用した粒子凝集反応（particle agglutination；PA法）．

試薬 感作粒子，対照用粒子は使用30分前に室温で溶解しておく．

操作法
① マイクロピペットまたは付属のスポイトを用いて，血清希釈液を第1穴に75μl，第2穴と3穴に25μlずつ分注する．
② マイクロピペットを用いて検体を25μlとり，第1穴に入れ，ピペットでよく混ぜる．
③ 第1穴から25μlとり第2穴に入れ，ピペットでよく混ぜる．
④ 第2穴から25μlとり第3穴に入れ，ピペットでよく混ぜる．
⑤ 添付のスポイトを用いて対照粒子を第2穴に1滴（25μl），感作粒子を第3穴に1滴（25μl）ずつ滴下する．
⑥ プレートミキサーなどを用いて液がこぼれない程度に30秒間混合し，マイクロプレートに蓋をして室温で2時間放置する．

＊翌日まで静置して判定してもかまわない．

＜反応の流れ＞

ウェル番号	①	②	③
検体希釈液（μl）	75	25	25
検体（μl）	25	25	25
検体希釈倍数	1:4	1:8	1:16
対照粒子（μl）	―	25	―
感作粒子（μl）	―	―	25
最終希釈倍数		1:16	1:32

プレートミキサーなどで攪拌したあと，プレートに蓋をして室温で2時間静置

判定

評価 ①凝集の様子を2番と3番のウェルで読み取る．
②$1/10 \sim 1/10^4$の検体の凝集の違いを観察する．

レポート課題 ①非特異的凝集が起きた場合，どのように対処すればよいか考える．
②第3穴が陽性のとき，どのようにすれば半定量ができるか考察する．

文献：
1) 速水正憲ほか：HIV-1/2PAコンビネーションタイプによるHIV-1抗体及びHIV-2抗体の検出. 医学と薬学, 31：943〜951, 1994.
2) ジェネディアHIV-1/2ミックスPA（富士レビオ）キット能書.

（上野一郎）

2. HIV-1 の遺伝子検査

1 RT-PCR 法――定性
(RT-PCR ; reverse transcription-polymerase chain reaction)

HIV には HIV-1 と HIV-2 があるが，ここでは HIV-1 を対象とした実習を行う．

到達目標

①RNA 抽出方法の種類と原理について整理する．
②汚染のない検査方法を考える．
③PCR に影響を与える因子についてまとめる．

実習準備　5人×8グループ (G)

＜試薬＞

①RNA の抽出
- Catrimox-14™ Solution (タカラバイオ) 100ml (23,000円)　1本
- 2M 塩化リチウム水溶液 (自家調製)
- 70％エタノール (自家調製)
- ジエチルピロカーボネート (二炭酸ジエチル：DEPC) 水 (自家調製)

②RT-PCR
- ワンステップ RT-PCR 試薬キット　One Step RNA PCR Kit (AMV) (50回用)　42,000円
- プライマー (専門業者に合成委託．1,000回分で5,000～7,000円程度)
  ACCESSION：AB253673

nt：データベース上でのポジション

	プライマー	シーケンス (5'→3')
1st PCR	F-1	5'-AGA CAG GTT AAT TTT TTA GGG A-3' (nt 2074-2095)
	R-1	5'-TAT GGA TTT TCA GGC CCA ATT TTT GA-3' (nt 2741-2716)
2nd PCR	F-2	5'-AGA GCC AAC AGC CCC ACC AG-3' (nt 2148-2167)
	R-2	5'-ACT TTT GGG CCA TCC ATT CC-3' (nt 2630-2611)

③電気泳動
- アガロース S　100g (和光純薬工業；13,200円)
- 10×TBE バッファー (pH 8.3) (自家調製)

- 分子サイズマーカー　1本（100bpラダー；ファルマシアバイオサイエンス）
- 1％エチジウムブロマイド（自家調製）
- 6×ゲルローディングバッファー（自家調製）
  組成：0.25% bromophenol blue，0.25% xylene cyanol FF，30% glycerol

<器具>

①RNAの抽出
- 冷却式高速マイクロ遠心機
- ～20μl，～200μl，～1,000μl用ピペット　各1本×8G
- ～20μl，～200μl，～1,000μl用チップ（ヌクレアーゼフリーでフィルタつき）
- 1.5mlマイクロ遠心チューブ（ヌクレアーゼフリー）
- ボルテックスミキサー
- 真空乾燥機（RNAペレットを乾燥できるもの）
- マスク
- グローブ

②RT-PCR
- 卓上型カプセル遠心機（チューブの試薬を管底に集める）
- 核酸増幅装置（PCR）　1台
- RT-PCR用マイクロチューブ

③電気泳動
- ミニゲル電気泳動装置　4台（ミューピッド2；コスモバイオ．30,000円×4＝120,000円）
- ゲル染色皿（タッパーウェア）
- UVトランスイルミネーター（フナコシ；80,000円）
- ポラロイド写真撮影装置（60,000円）
- ポラロイドフィルム

<検体>

- 入手先から使用許可を得た陽性血清（または血漿）．検査には，陽性検体50μlから陰性検体で1/10，$1/10^2$，$1/10^3$，$1/10^4$に希釈した検体を使用する．
- 入手先から使用許可を得た陰性血清または血漿（3ml，陽性検体希釈用）．

*検体は，入手先が，患者さんから使用許可を得ているかを再確認する．

原理

①Catrimox-14™ Solutionにより血清（血漿）からRNAを抽出する．
②One Step RNA PCR Kit（AMV）を用い，RNAをcDNAに変換してPCRにより増幅する．
③増幅した反応液の一部をとり，アガロースゲルで電気泳動して増幅バンドの有無を確認する．

試薬調製

①2M塩化リチウム水溶液：塩化リチウムを8.48g秤量してイオン交換水で100mlにし，オートクレーブ滅菌を行い室温で保存する．

②70%エタノール：滅菌ボトルにエタノールを70mlとり，30mlの滅菌精製水を加えてよく攪拌し，冷蔵保存する．

③ジエチルピロカーボネート（二炭酸ジエチル；DEPC）水：精製水1,000mlにDEPCを1ml加え，室温で一晩放置したのち，オートクレーブ滅菌を2回行い，完全にDEPCを分解する．

④10×TBEバッファー（pH8.3）：Tris-HCl 108g，ホウ酸55g，0.5M EDTA（pH8.0）40ml．イオン交換水で1,000mlとし，オートクレーブ滅菌後，室温で保存する．

⑤2%アガロースゲル：ミューピッド2の場合，アガロース3.2gをフラスコまたはボトルに秤量し，1×TBEバッファー160mlを加えて電子レンジで完全に溶かす．70℃くらいに冷えたら専用のゲルトレイに流し込みコームを置く．よく固まったらコームを除き，使用するまで乾かないように保存する．

⑥1%エチジウムブロマイド（自家調製）：臭化エチジウム10mgを1mlの水に溶解する．遠心して未溶解成分を取り除いて使用する．

⑦6×ゲルローディングバッファー（自家調製）：bromophenol blueを10mg，xylene cyanol FFを10mg秤量し，イオン交換水2.8ml，グリセロール1.2mlに溶解する．

操作法

■ RNAの抽出

①1.5mlマイクロ遠心チューブにCatrimox-14™を1mlずつ分注する（検体，および陰性・陽性コントロール各1本）．

②検体およびコントロール100μlを加え，ただちに攪拌して室温で10分以上静置する．

③高速マイクロ遠心機を用い，室温で，12,000rpm（約7,000g），5分間遠心する．そのとき，チューブの向きを揃えておく．

④遠心後，ピペットで上清を静かに除き，DEPC処理水を1ml加えチューブを転倒混和したのち，室温で12,000rpm，2分間遠心する．

⑤上清を除き，2M塩化リチウム溶液0.5mlを加える．

⑥ボルテックスミキサーで15秒間，2回攪拌する．

⑦室温で，12,000rpm，5分間遠心する．

⑧上清を除き，沈殿に70%エタノール溶液を1ml加え攪拌する．

⑨室温で，12,000rpm，5分間遠心し，上清を取り除く．

⑩沈殿を5分間真空乾燥し，DEPC水12.5μlで溶解しRNAサンプルとする．

＊RCF=11.18×(N/1,000)^2×R
rpm=1,000×$\sqrt{g/11.18\times R}$
〔RCF：遠心力（g），N：回転数（rpm），R：回転半径（cm）〕

■ RT-PCR

① 試薬キットおよび合成委託したプライマーにより，検体1本あたり以下の組成で本数分まとめて試薬混合液を調製する．

② RT-PCR用マイクロチューブに12.5 µl*ずつ分注し，先に抽出したRNAサンプル12.5 µlと混合してPCRにかける．

表V-1　RT-PCRの反応液の調製

試薬	容量(µl)	最終濃度
10×RNA PCR buffer	2.5	1×
25mM MgCl$_2$	5.0	5mM
10mM dNTP	2.5	1mM
RNase inhibitor (40U/µl)	0.5	0.8U/µl
AMV RTase XL (5U/µl)	0.5	0.1U/µl
AMV-optimized Taq (5U/µl)	0.5	0.1U/µl
forward primer F-1 (20µM)	0.5	0.4µM
reverse primer R-1 (20µM)	0.5	0.4µM
小計	12.5*	(1検体あたり)
サンプル or コントロール	12.5	
合計	25	

表V-2　one step RT-PCRの反応条件

反応温度(℃)	時間	反応
50	30分	逆転写(RT)反応
94	5分	RTaseの不活化
94	30秒	PCR反応 35サイクル
60	30秒	
72	30秒	

■ アガロース電気泳動

① パラフィルムの上で，反応液5 µl＋イオン交換水5 µl＋6×ゲルローディングバッファー2 µlを混ぜる．サイズマーカーも説明書に従い規定量を用い，マイクロピペットでアガロースゲルにアプライする．

② 1×TBEバッファーを泳動槽に満たし，100Vの定電圧で，BPBがゲル手前2cm程度に達するまで電気泳動を行う．

③ 泳動後，ゲルを染色皿に移し，約1万倍希釈した1%エチジウムブロマイド溶液で軽く浸透しながら15分間染色する．その後，水で10分程度脱色する．

④ ゲルをサランラップの上にのせ，UVトランスイルミネーターの上でポラロイド写真を撮る．

＊用いたエチジウムブロマイドは発癌性があるので，素手で触ったりしないこと．使用後は，活性炭などに吸着して廃棄する．

＊UVは眼や皮膚に傷害を与えるため，UVカット用のゴーグルの着用や，肌を露出させないようにするなど細心の注意を払う．

評価

① 陰性検体に増幅バンドを認めず，陽性検体に増幅バンドが認めたとき検体の判定が有効となる．p.55のプライマーF-1/R-1を用いたときは，667bpの陽性バンドとして検出される．

② また，1/10〜1/10^{4}の検体でバンドの濃さの違いを観察する．

③ PCR法でもう少し感度を上げるためには，検体を超遠心法により10倍程度濃縮したり，PCR産物の1/100〜1/1,000量を用い，さらに増幅領域の内側に設定したF-2/R-2プライマーで再度PCRを行うnested PCR（ネステッドPCR）法がある．

レポート課題

①非特異的な増幅バンドがみられたときに，原因の究明のためにどのようなチェックを行うべきか考える．

②$1/10 \sim 1/10^4$に希釈した陽性検体の抗体の結果と比較する．

文献：
1) 山本純子，向井博之：蛋白質核酸酵素, 44：189〜193, 1999.
2) Catrimox-14™ Solution（タカラバイオ）能書.
3) One Step RNA PCR Kit（AMV）（タカラバイオ）能書.

(上野一郎)

V 血液媒介感染症の検査

3 HIV の確認検査

　HIVおよびHTLVは，ウイルスの膜抗原がヒトの膜蛋白と類似しているため，擬似的な交差反応が懸念されている．そこで，スクリーニング検査陽性の検体では，確認試験としてウエスタンブロットを行うことになっている．その際，HIV-1とHIV-2との鑑別を同時に行うこととしているが，実習ではHIV-1を対象に行う．

1 ウエスタンブロット法

到達目標

①反応の原理，操作ステップの意味について理解できる．
②発色したそれぞれのバンドと本法の特異性（交差反応）について説明できる．
③判定不能の際の対処法について述べることができる．

実習準備　5人×8グループ（G）

各班で陽性検体1，陰性検体1，患者サンプル1本を行い，1キットで間に合わす．
<試薬>
・ラブブロット1（富士レビオ）　18ストリップ（72,000円）1キット
・精製水
<器具>
・マイクロピペット（20 μl）　1本×8G
・マイクロピペット（2ml）　1本×8G
・メスシリンダー（200ml）　1本
・振盪器
・アスピレーター
・プラスチック製ピンセット　1本×8G
・吸水紙
・マスク
・グローブ

＊検体は，入手先が，患者さんから使用許可を得ているか再確認する．入手できない場合は，キット添付の陽性血清，陰性血清のみで行う．

<検体>
入手先から使用許可を得た陽性血清（200 μl），キット添付の陽性血清，陰性血清．

V 血液媒介感染症の検査

原理　電気泳動により分画したHIV-1ウイルス構成蛋白質（抗原）をニトロセルロース膜に転写したストリップと，血清中のHIV-1抗体とが反応し，抗原抗体複合体を形成する．これに酵素標識抗ヒトIgG抗体を加え抗体に結合させたのち，発色剤を添加し陽性バンドを発色させ，抗体を検出する．

試薬調製　メスシリンダーを用い，付属の洗浄液（トリス緩衝液）を精製水で5倍に希釈する．試薬はすべて室温に戻しておく．

操作法

```
洗浄液の調製
（原液を精製水で5倍に希釈）
        ↓
膜の前処理
①検体，陽性コントロール，陰性コントロール用に付属のトレイを3個用意する．
②各トレイにストリップを1枚ずつ入れ，洗浄液2mlを添加して5分間振盪する．
        ↓
検体との抗原抗体反応
①検体，陽性コントロール，陰性コントロールそれぞれ20μlをトレイに加える．
②振盪器で，18〜22℃，2時間インキュベーションする．（4℃オーバーナイトも可．）
        ↓
膜の洗浄
①トレイの液を吸引除去する．
②各トレイに調製ずみの洗浄液2mlを添加し，18〜22℃で5分間振盪する（計3回）．
        ↓
酵素標識抗体との反応
①トレイの液を吸引除去する．
②酵素標識抗体2mlを各トレイに添加し，18〜22℃で1時間振盪する．
        ↓
膜の洗浄
①トレイの液を吸引除去する．
②洗浄液2mlを添加し，18〜22℃で5分間振盪洗浄する（計3回）．
        ↓
発色剤の添加
①トレイの液を吸引除去する．
②発色剤を2ml添加し，バンドが出現するまで18〜22℃で約5分間振盪する．
  ＊過染色を防ぐため，3〜4分後から目視で反応時間を調整する．
        ↓
呈色反応の停止
①トレイの液を吸引除去する．
②精製水2mlを加え，18〜22℃で30秒間振盪洗浄する（計3回）．
        ↓
膜の乾燥
①膜をピンセットで取り出し，吸水紙の上で乾燥させる．
```

表V-3 判定

HIV-1抗体が存在した場合はニトロセルロース膜にバンド（青紫色）が出現する．このバンドの位置は各構成蛋白の分子量により分かれている．

名称	遺伝子	性質	WB法バンドの特徴
GP160	ENV	糖蛋白質 GP110/120, GP41の前駆体	明瞭なバンド
GP110/120	ENV	膜構成糖蛋白質	幅広いバンド
P68	POL	逆転写酵素	狭い明瞭なバンド
P55	GAG	core（核）蛋白質の前駆体	ペアーバンド（上）
P52	POL	逆転写酵素	ペアーバンド（下）
GP41	ENV	膜貫通糖蛋白質	幅広いバンド
P40	GAG	core（核）蛋白質の前駆体	明瞭なバンド
P34	POL	エンドヌクレアーゼ	明瞭なバンド
P24/25	GAG	core（核）蛋白質	明瞭な幅広いバンド
P18	GAG	core（核）蛋白質	不鮮明なバンド

陽性コントロール血清の出現バンドとよく比較しながら，下表に従って解釈する．

判定	プロファイル
陽性	2本以上のENVバンド
判定保留	陰性，陽性と判定されない
陰性	HIVバンドが出現しない

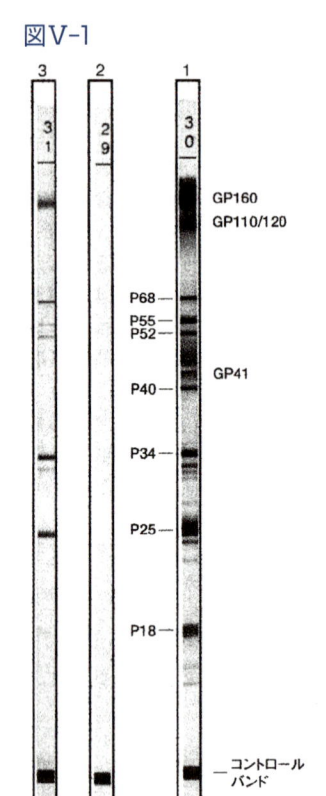

図V-1

1. 陽性コントロール血清（R4）
2. 陰性コントロール血清（R3）
3. 陽性検体（希釈）

評価
① WHOの勧告に基づき，表V-3に示すバンドの特徴と判定基準に従って判定を行う．
② 陰性コントロールのバンドが図V-1のようにクリアで，陽性コントロールのバンド強度と比較しながら行う．

レポート課題
① 陽性コントロールに対して，弱いバンドが認められたとき，どのように判定あるいは対処すればよいか，まとめる．
② 偽陽性バンドにどのようなものがあるか，まとめる．

文献：
1) 吉原なみ子：HIV抗体検査法とRNA定量法．臨床と微生物，25(3)：295～299, 1998.
2) 日本エイズ学会：HIV-1/2感染症の診断法2003版（日本エイズ学会推奨法）．日本エイズ学会誌, 5(2)：136～140, 2003.

（上野一郎）

4 肝炎ウイルス検査

概要

輸血前には肝炎ウイルスのマーカーであるHBs抗原，HBc抗体，HCV抗体を検査して感染の状況を把握する．HBV検査はかつてPA法が主流であったが，現在はELISA法により測定されることが多い．また，最終検出が蛍光，化学発光，電気化学発光，生物化学発光など特殊な分析装置を必要とするので，実習としては不向きであるが，比色法であれば，免疫検査学実習書記載のような2ステップELISA法を原理とするエンザイグノストHBs抗原試薬を用手法で実習する方法が扱いやすい．今回，それとは異なる1ステップELISA法を原理とするHBVジェノタイプ判定を紹介する．この検査は感染ルートだけでなく，治療や予後判定に有用であり，保険点数も高い．学生24名であれば1名1レーン（8ウェル）が実習可能であり，グループディスカッションが行いやすい利点がある．また，反応時間が1時間以上なので，その間にHCVクイックチェイサー等のイムノクロマトグラフィ法の実習が並行して行える．実習施設によって意義やコスト等の扱いやすさが異なるため，同じ1ステップELISA法を原理とするエンザイグノストHBc抗体検査試薬も同様のテスト数及び手順なので簡単に紹介する．

1 HBs抗原検査（HBVジェノタイプ判定）

■ ELISA法（ELISA；Enzyme Linked Immunosorbent Assay）-定量

HBVにはA～Jの遺伝子型が存在し，インターフェロン等の薬剤治療効果や予後など臨床像に違いがある[1]．日本や欧米のHBV感染は遺伝子型A～Dが多く[2]，遺伝子型B，Cは95%以上で持続感染を認め，急性感染では遺伝子型Aが増加傾向にある．

到達目標

HBs抗原陽性血清中のPreS2抗原エピトープをELISA法にて検出（B型肝炎ウイルスゲノタイプA，B，C，Dの判定）[3]する手技を習得し，HBs抗原やHBs抗体検査等の測定原理や結果解釈（感染時期や意義）の違いを理解する．

図V-2 HBVゲノムタイプ測定の原理および操作手順（左）
と抗HBc-IgM抗体（右）測定の操作手順

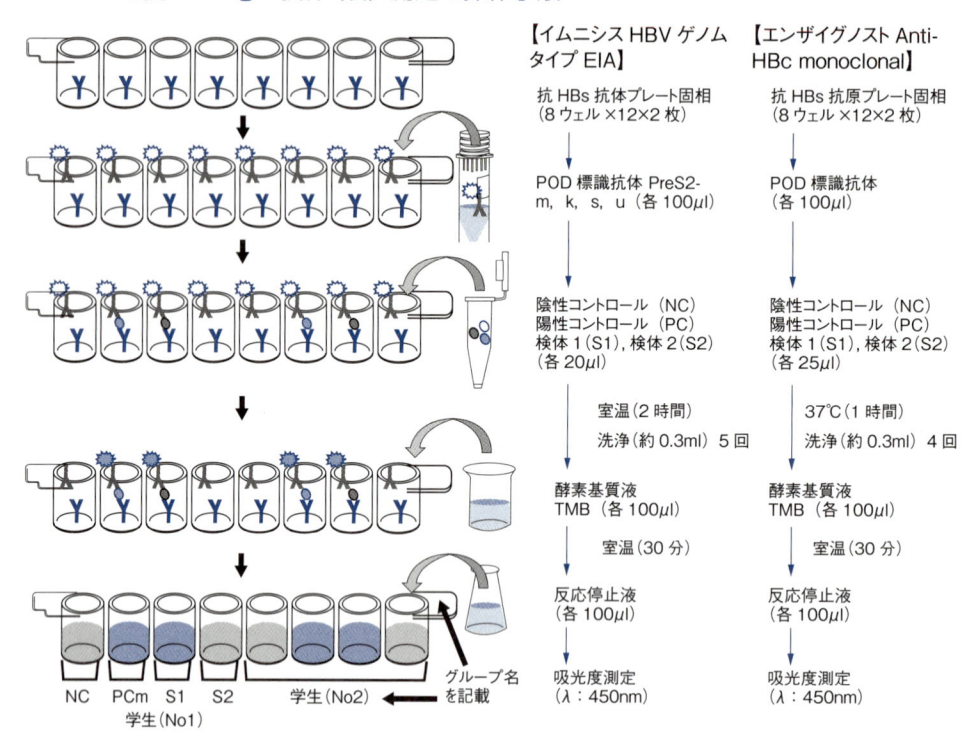

【イムニシス HBV ゲノムタイプ EIA】

抗 HBs 抗体プレート固相
（8ウェル×12×2枚）

↓

POD 標識抗体 PreS2-
m, k, s, u（各100μl）

↓

陰性コントロール（NC）
陽性コントロール（PC）
検体1（S1），検体2（S2）
（各20μl）

↓

室温（2時間）

洗浄（約0.3ml）5回

↓

酵素基質液
TMB（各100μl）

↓

室温（30分）

↓

反応停止液
（各100μl）

↓

吸光度測定
（λ：450nm）

【エンザイグノスト Anti-HBc monoclonal】

抗 HBs 抗原プレート固相
（8ウェル×12×2枚）

↓

POD 標識抗体
（各100μl）

↓

陰性コントロール（NC）
陽性コントロール（PC）
検体1（S1），検体2（S2）
（各25μl）

↓

37℃（1時間）

洗浄（約0.3ml）4回

↓

酵素基質液
TMB（各100μl）

↓

室温（30分）

↓

反応停止液
（各100μl）

↓

吸光度測定
（λ：450nm）

NC　PCm　S1　S2　　学生（No2）　←グループ名を記載
　　　学生（No1）

実習準備

器具・器材は20〜200μl可変式マイクロピペット，ビーカー，チップ，ペーパータオル，マイクロプレートリーダー（λ；440〜460nm），ディスポーザブルピペット（またはプレートウォッシャー），（プレート振盪機）である．試薬はイムニスHBVゲノムタイプEIA（特殊免疫研究所）を1キット使用し，キットの構成は以下の内容である．HBs抗体固相プレート（8ウェル×12）2枚（抗HBsモノクローナル抗体），標識抗体（m,k,s,u）各5ml×1本（ペルオキシダーゼ標識抗PreS2（m, k, s, u）モノクローナル抗体），陰性コントロール1ml×1本，陽性コントロール（m, k, s, u）各0.25ml×1本，酵素基質液20ml×1本（3,3',5,5'-テトラメチルベンチジン，過酸化水素），反応停止液20ml×1本，洗浄原液（20倍濃縮液）50ml×2本，プレートシール6枚である．

原理

1ステップ競合のサンドイッチ酵素免疫測定法（ELISA）を原理とする．まず，HBs抗体固相プレートの各ウェルに，PreS2（m, k, s, u）エピトープそれぞれに特異的な酵素標識抗体 m, k, s, u を添加し，これにHBs抗原を含む検体を加えると，「固相化抗HBs抗体／HBs抗原／酵素標識抗PreS2（m, k, s, u）抗体」のサンドイッチ免疫複合体が形成される．洗浄後，酵素基質を添加すると酵素反応により発色するので，この発色により各エピトープの有無を検出する．呈色強度は検体中の濃度に反比例する．

操作法 原理図を含めた操作手順（反応時間は2時間30分）の概略を図V-2（左）に示す．

評価 各エピトープの判定は，陰性（−）：吸光度がカットオフ値未満の検体，陽性（+）：吸光度がカットオフ値以上の検体とし，カットオフ値は各エピトープの陰性コントロールの平均値+0.05により求める．この他に，カットオフインデックス（COI = 検体の吸光度 / カットオフ値）による判定もあり，陰性：COIが1未満の検体，陽性：COIが1以上の検体となる．

レポート課題
①HBV DNA，HBs抗原，HBs抗体，HBc抗体，HBc-IgM抗体，HBe抗原，HBe抗体の臨床的意義（感染状態）の違いを調べる．
②近年，肝炎ウイルスも化学発光免疫測定（CLIA），電気化学発光免疫測定（ECLIA），化学発光酵素免疫測定法（CLEIA）により日常検査されるようになった．これらの方法の原理や標識物質を比較して調べ，原理図を記載する．
③サンドイッチELISA法と競合ELISA法について操作手順，B/F分離，検量線などの違いを比較する．

文献：
1) 田中靖人，菅内文中，松浦健太郎，他：「イムニス HBV ゲノタイプ EIA」の基礎的・臨床的検討．臨床病理 57：42-47，2009．
2) Janssen HL, van Zonneveld M, Senturk H, et al：Pegylated interferon alfa-2b alone or in combination with lamivudine for HBeAg-positive chronic hepatitis B：a randomised trial. Lancet 365：123-129，2005．
3) イムニス HBV ゲノムタイプ EIA（特殊免疫研究所） 能書

(米田孝司)

2 HBc-IgM 抗体検査

到達目標

HBc抗体検査の手技を習得し，HBc-IgM抗体などの検査項目との結果解釈（感染時期や意義）の違いを理解する．

実習準備

器具・器材は1.HBs抗原検査と同様であるが，試薬はエンザイグノストAnti-HBc monoclonal（シーメンス）を1キット使用するので，固相や標識抗体などはHBc抗原固相プレート，標識抗体（POD標識HBc抗原），陽性コントロール（HBc抗体含有）となる．

原理	「固相化HBc抗原／HBc抗体／酵素標識抗HBc抗体」のサンドイッチ免疫複合体が形成される1ステップ競合のサンドイッチ酵素免疫測定法（ELISA）を原理とする．
操作法	操作手順（反応時間は1時間30分）の概略を図V-2（右）に示す．
評価	用手法での結果の判定は，陰性コントロールの吸光度に0.07を加えた値をカットオフ値とし，検体は次のように判定される．陰性：吸光度＜カットオフ値－10％，陽性：吸光度＞カットオフ値＋10％，判定保留：カットオフ値－10％≦吸光度≦カットオフ値＋10％．
備考	HBs抗原およびHBc抗体試薬はプレートが8ウェルずつ分割可能となっており，今回は48名を想定した手順なので，2人で1レーン（8ウェル）を使用する実習にした．なお，未使用試薬は2～10℃で保存可能である．

文献：
1) Froesner G. Viral hepatitis. In : Thomas L, ed. Clinical Laboratory Diagnostics, Frankfurt/Main : TH Books, 1998 : 1260-87.
2) エンザイグノスト Anti-HBc monoclonal（シーメンス） 能書

（米田孝司）

3 HCV抗体検査

■ イムノクロマトグラフィ法（IC；Immunochromatography）−定性

到達目標

イムノクロマトグラフィ法によるHCV抗体検査の技術習得だけでなく，簡便かつ迅速に測定できる特徴，測定原理，判定方法，結果の解釈を学ぶ．

〈試薬の形状・構造等〉

使用に必要なものはピペットと「オーソ クイックチェイサー HCV Ab」テストプレート（1テスト×40）だけであり，この第3世代の簡易測定試薬中にはHCVリコンビナント抗原（酵母）（c22-3, c200, NS5），HCVリコンビナント抗原（酵母）結合金コロイド（c22-3, c200, NS5）が入っている（**図V-3**）．

原理	テストプレート内にはHCVリコンビナント抗原結合金コロイドとHCVリコンビナント抗原を固相化したメンブレンフィルターがセットされている．テストプレートの検体滴下部に検体を滴下すると検体中

図V-3 「オーソ クイックチェイサー HCV Ab」テストプレートの形状・構造

- テストプレート
- IDパネル（用途に応じて検体名やコード番号をお書き入れ下さい．）
- リファレンスライン ─ リファレンス部（R）
- テストライン ─ 判定部（T）
- 検体滴下部

図V-4 テストプレートの構造

- HCV関連抗体
- 検体
- 判定部（T）
- リファレンス部（R）
- メンブレンフィルター
- マウス免疫グロブリン固合金コロイド粒子
- 抗マウス免疫グロブリンポリクローナル抗体
- HCVリコンビナント抗原結合金コロイド
- 個相化HCVリコンビナント抗原

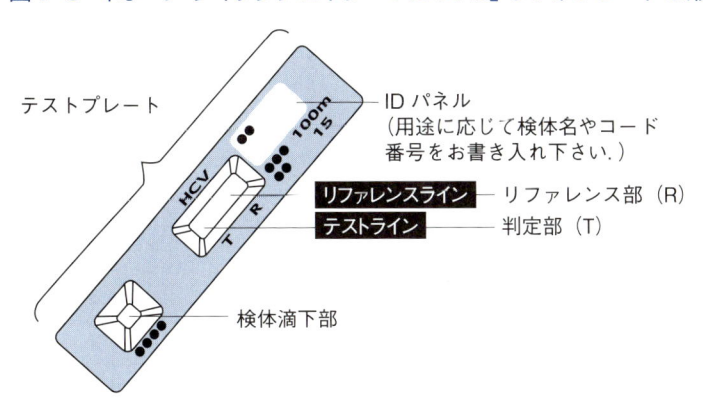

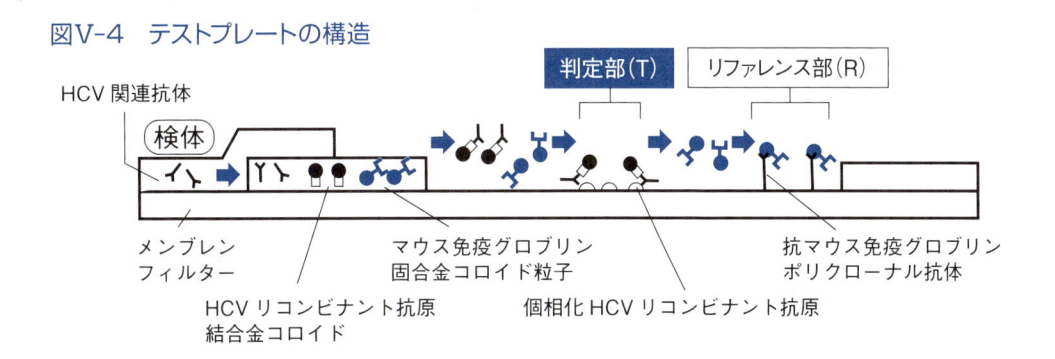

図V-5 テストプレートの判定

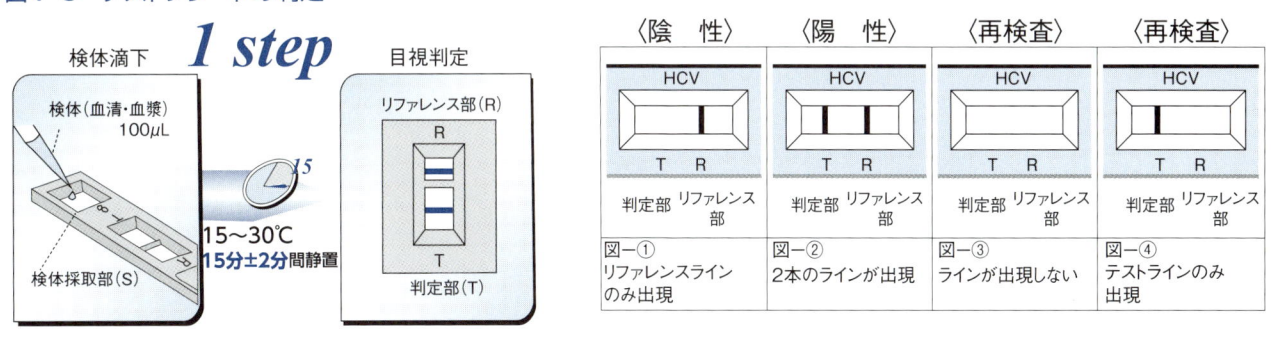

検体滴下　1 step　目視判定

- 検体（血清・血漿）100μL
- 検体採取部（S）
- 15～30℃　15分±2分間静置
- リファレンス部（R）
- 判定部（T）

〈陰性〉	〈陽性〉	〈再検査〉	〈再検査〉
HCV　T R	HCV　T R	HCV　T R	HCV　T R
判定部／リファレンス部	判定部／リファレンス部	判定部／リファレンス部	判定部／リファレンス部
図─① リファレンスラインのみ出現	図─② 2本のラインが出現	図─③ ラインが出現しない	図─④ テストラインのみ出現

にHCV関連抗体が存在する場合，検体滴下部から移動してきた検体中のHCV関連抗体は，HCVリコンビナント抗原結合金コロイドと反応して免疫複合体を形成する．クロマトグラフィー法の原理により移動したこの複合体が，固相化されているHCVリコンビナント抗原に捕捉され，その結果，判定部（T）に金コロイドによる赤紫色のラインが出現する．同時にマウス免疫グロブリン結合金コロイドも移動してリファレンス部（R）上の抗マウス免疫グロブリン抗体に捕捉されるため，HCV関連抗体の存在の有無に拘わらず赤紫色のラインが出現する（図V-4）．

| 操作法 | 試薬調製は不要であり，測定操作は検体を100μl滴下するだけで，室温15分間の反応後に目視判定（ライン出現）をする（**図V-5左**）． |

| 判定 | テストプレートの判定部に出現する赤紫色のラインで目視判定する．リファレンス部（R）にのみラインが出現した場合を陰性と判定し，判定部（T）及びリファレンス部（R）ともにラインが出現した場合を陽性と判定する（**図V-5右**）． |

| レポート課題 | ①イムノクロマトグラフィ法の特徴（長所や短所）を調べ，緊急検査等がどういった場合に有用か考える．
②検体量や判定時間が指定されたものと異なると，どのような結果を示すか考える．
③検体の展開が遅い場合等で再検査を実施する原因について調べる．
④HCV検査における他の方法にはどのような種類があるか調べ，検出限界などを比較する．
⑤判定時間，測定温度，試料に起因する因子等の影響を及ぼす原因を考える．
⑥HCVとHBVについて遺伝子の違い，感染経路や潜伏期間の違い，急性肝炎，慢性肝炎になる感染率などを比較する．
⑦他のPOCT（point of care testing）には，どのようなものがあるか調べる． |

文献：
1) J.M. Barrera, et al.：Improved detection of anti-HCV in posttransfusion hepatitis by a third-generation ELISA. Vox Sang, 68：15-18, 1995.
2) オーソ クイックチェイサー HCV Ab（オーソ） 能書．

（米田孝司）

VI

アドバンスコース

VI アドバンスコース

1 ゲルおよびビーズカラムによる輸血検査

1 ゲルカラム凝集法 (ID-System)

輸血に先立って実施されるABO，RhD血液型検査，不規則抗体スクリーニング，交差適合試験などの輸血前検査は，従来，主として試験管を用いて赤血球凝集反応の有無を判定する試験管法が用いられてきた．しかし，試験管法は判定に熟練を要し，判定の個人差が大きく再現性が低いといった問題点があるなど，輸血検査の標準化，リスクマネジメントの観点でデメリットが多かった．近年これらの問題点，デメリットを解消する新しい輸血検査法としてカラム凝集法が広く普及しつつある．日本臨床衛生検査技師会が実施した平成25年度臨床検査精度管理調査においては，参加施設のうち血液型検査で約30%，不規則抗体スクリーニング検査で約49%の施設がカラム凝集法により各検査を実施していた[1]．また，カラム凝集法によって従来の試験管法では困難であった客観的な判定，操作法の標準化・簡略化，輸血検査の自動化およびトータルシステム化が可能となり，輸血業務の効率化・リスクマネジメントの観点から，全自動輸血検査装置についても多くの医療機関で導入が進んでいる．日本輸血・細胞治療学会が平成25年度に実施した調査結果における全自動輸血検査装置の利用率は，300床以上の医療機関で約71%，500床以上の医療機関では約90%となっている[2]．

本項では，ゲルカラム凝集法を用いたID-Systemの原理・特長について解説する．

■ ID-Systemの基本原理および特長

ID-Systemは，1984年，フランスのLapierreにより赤血球抗原抗体反応を検出するための方法として新しく開発された方法である[3]．デキストランゲルとバッファー（または抗血清，抗グロブリン血清）を充填したマイクロチューブに赤血球，血漿（血清）を分注し，インキュベーション後に遠心すると，比重差により血漿（血清）と赤血球が分離され，抗原抗体反応が陰性の場合は赤血球が凝集しないため，凝集していない赤血球はゲルの間隙を通過してマイクロチューブの底に集まる．抗原抗体反応が陽性の場合，反応強度に応じたサイズの凝集塊が形成され，凝集した赤血球はゲルにトラップされ，凝集塊のサイズに応じてゲル上層部から下層部にトラップされる（図Ⅵ-1）．間接抗グロブリン試験では，インキュベーション後に遠心を行うと，遠心力により血漿（血清）と赤血球が分離され，分離された

図Ⅵ-1 ID-System の原理

- 比重分離
  赤血球と血漿(血清)の比重差による分離
- フィルター効果
  デキストランゲル粒子のフィルター効果による凝集赤血球と非凝集赤血球の分離

反応後の血漿(血清)と赤血球をデキストランゲルのフィルター効果を利用して分離する．凝集した赤血球はデキストランゲル粒子の間隙を通過できずに途中でトラップされ，凝集していない赤血球は底部に集まる．ゲル層内の赤血球の分布位置と濃度に応じて反応強度を分類することができる．

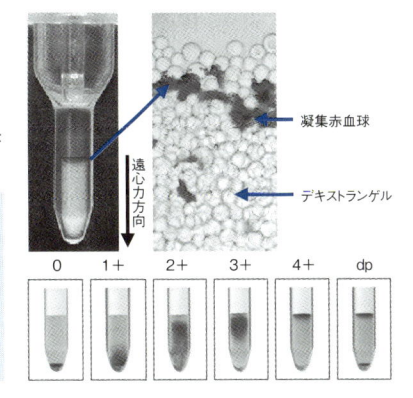

図Ⅵ-2 ID-System における間接抗グロブリン試験

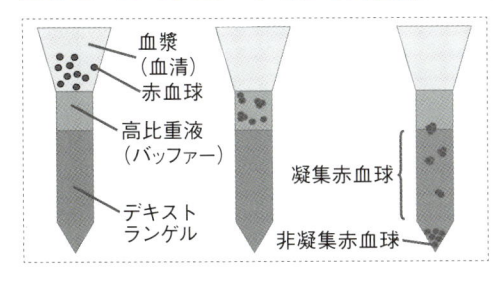

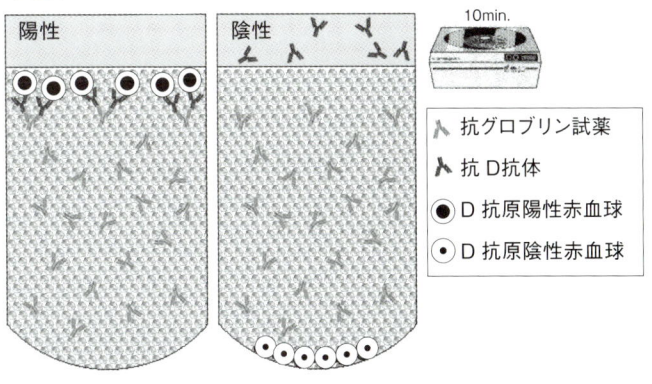

図Ⅵ-3 ABO, RhD 血液型検査，不規則抗体スクリーニング反応例

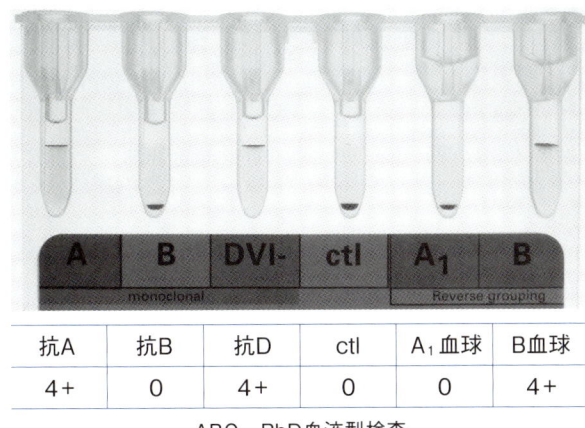

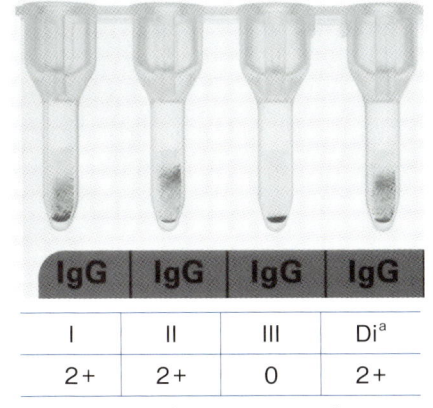

抗A	抗B	抗D	ctl	A₁血球	B血球
4+	0	4+	0	0	4+

ABO, RhD血液型検査
(A型RhD陽性)

I	II	III	Diᵃ
2+	2+	0	2+

不規則抗体スクリーニング
(間接抗グロブリン試験)(抗D陽性)

赤血球はゲル層を通過しようとするが，ゲル層中の抗グロブリン試薬を含むバッファーが血漿(血清)よりも高比重に調製されているため，反応相中の未感作(赤血球に結合していない)グロブリンは抗グロブリン試薬を含むゲル層に移行せずに反応層に残存する．このため，試験管法による抗グロブリン試験では必須である赤血球洗浄操作がID-Systemの抗グロブリン試験では不要である（図Ⅵ-2）．

ID-Systemの特長として，①試薬・検体の分注の標準化，②検体量の微量化(不規則抗体検査，交差適合試験における1チューブあたりの血漿または血清分注量は25μL)，③抗グロブリン試験における赤血球洗浄操作が不要，④反応像が長時間安定，⑤判定が容易かつ客観的に実施可能，⑥バイオハザードの低減，⑦自動化が可能，などがあげられる．

ABO, RhD血液型検査，不規則抗体スクリーニングの反応例を図Ⅵ-3に，

図Ⅵ-4 全自動輸血検査装置 IH-1000

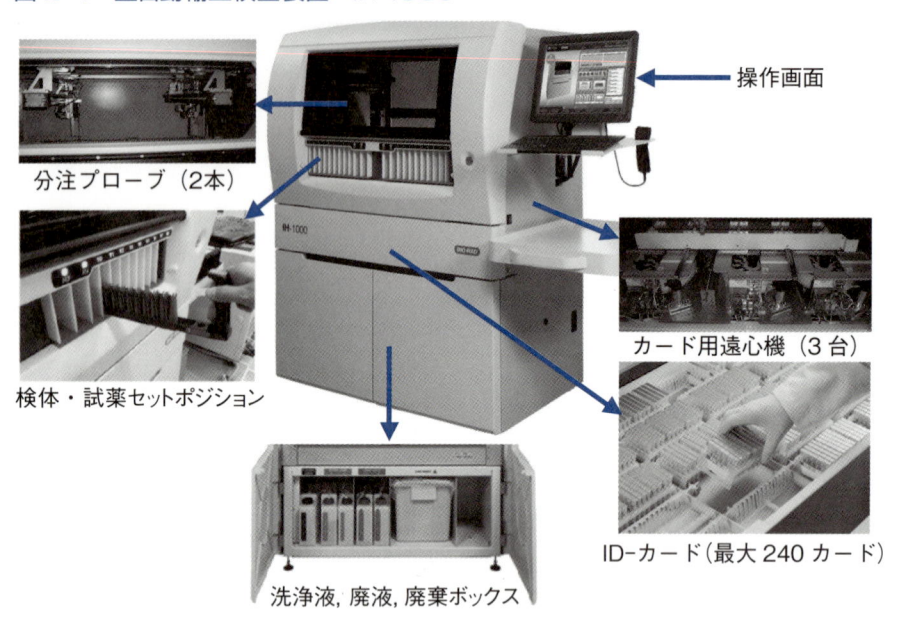

操作画面
分注プローブ（2本）
検体・試薬セットポジション
カード用遠心機（3台）
ID-カード（最大240カード）
洗浄液, 廃液, 廃棄ボックス

ID-Systemを用いた全自動輸血検査装置IH-1000の概要を図Ⅵ-4に示す．
ID-SystemならびにIH-1000等の全自動輸血検査装置の普及により，輸血検査の標準化・自動化・システム化が急速に図られつつあるが，各医療機関におけるさらなる輸血のリスクマネジメントの推進により，今後ますますこれらが普及し，安全な輸血検査体制の構築に貢献するものと期待される．

文献：
1) 平成25年度日臨技精度管理調査報告書 輸血検査部門 ⑧輸血検査サーベイ報告. 社団法人日本臨床衛生検査技師会. 2014.
2) 平成25年度血液製剤使用実態調査. 一般社団法人日本輸血・細胞治療学会. 2015.
3) Lappierre, Y.et al.: The gel test;a new way to detect red cell antigen-antibody reactions. Transfusion, 30:109-113,1990.

（小黒博之）

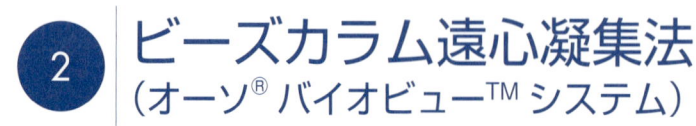

2 ビーズカラム遠心凝集法
（オーソ® バイオビュー™ システム）

輸血検査は他の臨床検査と比較した場合，病理・細菌検査などと並んで，自動化が遅れている検査の一つであった．異型輸血・不適合輸血による赤血球抗原と赤血球抗体の溶血性副作用の出現は，医療過誤事象として幾度となく新聞紙面に掲載されてきた．このような患者の生命に直結した検査であるにもかかわらず，従来の試験管法によるその検査結果は，個々の技術者による主観に依存する部分が多く，施設間・技術者間はもとより，同一技術者であってもその検査が行われた際の条件により判定結果に差を生じやすいことが指摘されてきた．一方，輸血検査を取り巻く環境は大きく変化し，専門性・特殊性が論じられる一方で，24時間体制への適応や赤血球以外の分野への対応なども求められ，検査実施者の業務はますます繁雑を極め，検査の自動化・標準化を望む声が高まってきていた．
このようなさまざまなニーズを満たし，問題点を解決するために，血液型検査・不規則抗体検査・交差適合試験などにおける客観的な検査結果を導くとともに，

図Ⅵ-5　カラム凝集法の原理

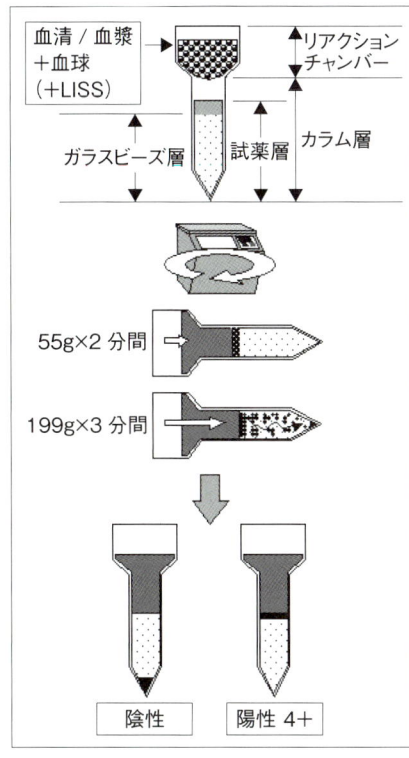

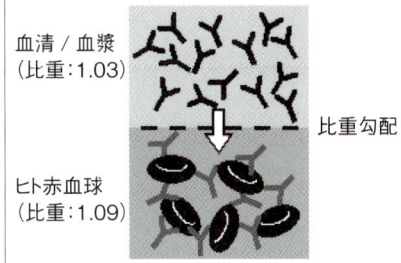

| 陰性 | 陽性4+ |

1. カラム上部にあるリアクションチャンバーと呼ばれる部位に血球／血清／反応増強剤を分注し，加温を行う
2. 一定時間加温ののち，専用の遠心器で遠心する
    ① 最初の2分間：穏やかな遠心を行うことにより比重の異なる血球と血清は分離され，比重の高い血球に結合した抗体のみがバッファー内の抗グロブリン試薬と反応する
    ② 残りの3分間：強めの遠心により，凝集血球と非凝集血球の分離が行われる
3. 凝集血球はカラム上方または中間層にトラップされ，非凝集血球は管底に沈降する

自動化による輸血の安全性の向上，業務の生産性向上を目的として開発されたのがオーソ®バイオビュー™システムおよびオーソ®オートビュー®Innova，オーソビジョン®である．ここでは，ビーズカラム遠心凝集法の原理・特徴を中心に解説する．

■ ビーズカラム遠心凝集法の原理

本法は1990年に米国オーソ ダイアグノスティックス システムズの研究グループにより発表された．マイクロカラムの形状をした6つのカラムを含むプラスチックカード（カセットと表現）で構成され，カラム内には微粒子（80〜100μm）状のガラスビーズおよび試薬があらかじめ充填されている．遠心操作により凝集した赤血球は，このガラスビーズカラムのフィルタ効果によりガラスビーズの表面（上面）または中間部にとらえられる．一方，非凝集赤血球はビーズの間を通過しカラム最下層に沈降する．もう一つ，間接抗グロブリン試験に応用されている原理に，比重勾配法がある．これは，従来の試験管法では必須であった血球洗浄操作を，赤血球と免疫グロブリンを含む血漿成分の比重差を利用し，遠心操作により分離することにより省略するものである．原理を**図Ⅵ-5**に示した．この遠心操作が2段階となっていることも特徴の一つであり，抗A・抗Bなどあらかじめ高力価の抗血清が充填されたカラムにおいては，第一ステップの低速遠心（約55g）において赤血球と抗体を混和することにより感作・凝集を促進する．第二のステップは約199gの高速遠心で，免疫複合体の形成と凝集血球と非凝集血球の分離・識別を目的としている．これらの原理を応用したビーズカラム遠心凝集法の開発により，従来困難とされていた間接抗グロブリン試験を含む輸血検査全体を自動

表VI-1 バイオビュー™カセット

タイピングカセット		スクリーニングカセット	
カセットの名称	使用目的	カセットの名称	使用目的
抗A, 抗B, 抗Dカセット	ABO/RhD血液型（確定試験）	クームスカセット	交差適合試験 不規則抗体検査 抗体同定試験 （間接抗グロブリン試験） 直接抗グロブリン試験
ABD確認用カセット	ABO/RhD血液型（確認試験）	抗IgGカセット	交差適合試験 不規則抗体検査 抗体同定検査 （間接抗グロブリン試験） 直接抗グロブリン試験
Rh-hrカセット	Rh-hr因子判定	ニュートラルカセット	交差適合試験 不規則抗体検査 抗体同定検査 （酵素処理法または生理食塩液法）
DAT/IDATカセット	患者血球表面結合蛋白の定性（直接抗グロブリン試験）	クームス/ニュートラルカセット	不規則抗体検査（間接抗グロブリン試験＋酵素処理法）

図VI-6 主な血液型判定像

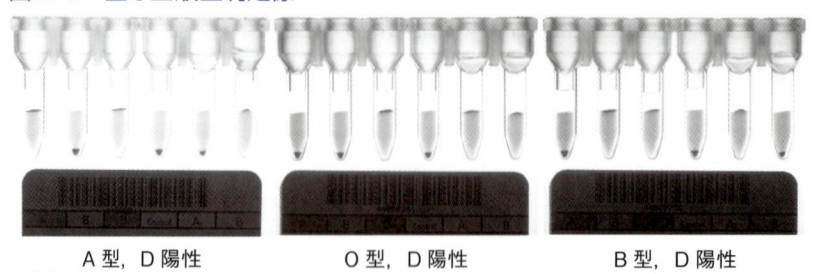

A型, D陽性　　O型, D陽性　　B型, D陽性

化することが可能となった．

■ バイオビュー™カセット／試薬の種類と用途

バイオビュー™カセットは，患者血液型検査に用いるタイピングカセットと，患者血清中の抗体の検査に用いるスクリーニングカセットに分類される．主なカセットを表VI-1に示した．使用される試薬は，従来の試験管法に用いる血球試薬がそのまま使えるように設計されているが，血球浮遊液濃度を通常の3％濃度よりわずかに濃く調製した試薬も準備されている．

図Ⅵ-7　オーソ® オートビュー® Innova およびオーソ ビジョン®

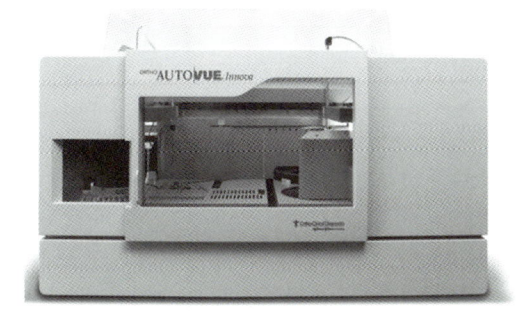

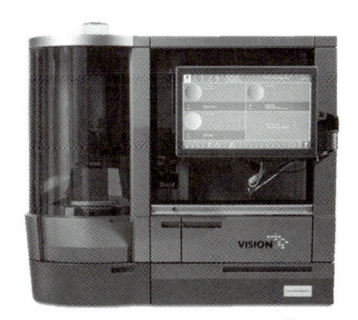

オーソ® オートビュー® Innova　　　　　オーソ ビジョン®

■ 結果判定

ABO血液型

オモテ試験：正常なA，B，AB，O型において従来の試験管法と同一の結果が得られることはいうまでもないが，変異型や亜型における反応性に若干の差がみられることが報告されている[1]．ただし，モノクローナル抗体による判定が一般的となったABO血液型判定における各種クローン間（メーカー間）における反応性の差を越えたものではなく，試験管法とほぼ同様と考えられる．

ウラ試験：ウラ試験用血球と患者血清との反応強度についても，すでにいくつかの報告がなされている[2,3]．これらの報告において，従来の試験管法と比較した場合，一般的に反応強度が弱めの傾向を示すとされている．主な原因としては，判定基準そのものが試験管法と異なることによることも考えられるが，一般的に自然抗体は抗原抗体反応における親和性が低めの傾向があるとされており，典型的な自然抗体がほとんどである抗A・抗Bにおいて，5分間の遠心中に凝集塊がほぐれ，ビーズ内のトラップ位置が下がる傾向があると考えられる．

RhD血液型

免疫複合体形成を促進するために試薬内にポリエチレングリコールが使用されている本法においては，使用しているIgM型抗Dモノクローナル抗体の高い反応性との相互効果より，試験管法に比べD抗原の検出力に優れていることが報告されている[1]．従来の試験管法においてD^u（weak D）と判定された検体が本法で3+程度の強い反応を示すこともあり，weak Dの判断基準に関しては変更を行う必要がある．また，1種のIgMモノクローナル抗体を使用していることから，他の試薬同様にepitope deficiency cells（partial D）のうちCategory Ⅵ（9分類）以外は通常の陽性と判断される可能性がある．

不規則抗体検査

いくつかの検討結果が報告されているが，いずれの報告においても，免疫抗体と思われるIgG型抗体に関する感度は，従来のLISS-間接抗グロブリン試験と比較した場合，同等または同等以上の評価となっている．一方，生理食塩液法反応性抗体やclinical insignificant antibodyと呼ばれ，その免疫グロブリンクラスが主にIgM型と思われる抗体群については，その感度に対する評価は若干のばらつきがみられるが，一般的に検出されにくいとされている[4]．

■ 全自動輸血検査装置と輸血の安全性確保

従来主観的とされていた輸血検査は，カラム遠心凝集法というnew technologyを得て，全自動輸血検査システムであるオーソ®オートビュー®Innova，オーソビジョン®などによる検査の自動化・システム化が実現され，今後も安全性の確保に寄与していくものと思われる[5].

文献：
1) 木村恵子ほか：オーソ バイオビューシステムの評価—オーソ バイオビュー抗A，抗B，抗Dカセットについて—. 機器・試薬, 20 (5)：796〜800, 1997.
2) 寺岡敦子ほか：自動化機器導入による輸血検査の精度向上と効率化 (3) 当院における自動化機器導入の現状. 日本輸血学会雑誌, 45 (6)：929〜931, 1999.
3) 日高陽子ほか：試験管法とカラム凝集法の血液型うら試験の比較による反応性解析. 日本輸血学会雑誌, 49 (2)：276, 2003.
4) 早坂亨子ほか：輸血検査における抗体検出法としての「BioVue」システムの意義. 機器・試薬, 21 (6)：653〜658, 1998.
5) 平野武道ほか：CAT法における反応結果標準化についての評価検討. 機器・試薬, 20 (6)：879〜888, 1997.

（古杉光明）

2 レクチン（植物性凝集素）

レクチンは抗体の性質を示すが，植物性凝集素（レクチン）として抗体とは別扱いにされている．多くのレクチンが知られているが，ここではその代表的なものを列挙し，その作製法および特異性と使用目的を併記した．

作製法

レクチンの作製法には種々あるが，ここでは最もシンプルな方法を示す．
①当該のレクチンを含む物質（以降，当該物質）をミキサーなどで細かく砕く（粗い砂状態にまで）．
②適当な大きさのビーカーに細かく砕いた当該物質を入れ，3～4倍量の生理食塩液（当該物質によって異なる）を加えて室温で4～12時間置く（時々スターラで攪拌）．
③上清を別の試験管に移し，5分間程度強遠心して透明な液にして使用．

＊保存は冷蔵保存で数日，凍結保存で半永久的に使用できる．
＊堅い種子はあらかじめ生理食塩液に種子を数時間浸しておいて粉砕するとよい．

特異性と使用目的

主なレクチンの特異性と使用目的を**表Ⅵ-2**に示す．

表Ⅵ-2 主なレクチンとその特異性ならびに使用目的

レクチン	特異性	備考
Dolichos biflorus（ヒマラヤフジマメ）	A_1	ABO variantの検出に使用 A_1血球には凝集，A_2以降の血球には非凝集 汎血球凝集反応の鑑別に使用
Ulex europaeus（ハリエニシダの種子）	H	ABO variantの検出に使用 $O>A_2>B>A_2B>A_1>A_1B$血球の順に反応が弱くなる
にがうり	H	ABO variantの検出に使用 $O>A_2>B>A_2B>A_1>A_1B$血球の順に反応が弱くなる
Vicia graminea	N	MN系St（a+）・N（+）型血球のスクリーニング（N抗原をもつが陰性反応を示す）
Vicia unijuga（ナンテンハギの葉）	N	MN系St（a+）・N（+）型血球のスクリーニング（N抗原をもつが陰性反応を示す：ただし，酵素処理するとN抗原が再活性化され反応する）
Arachis hypogaea（ピーナツの種子）	T	汎血球凝集反応の鑑別に使用
Glycine max (*soja*)（大豆の種子）	T, Tn	汎血球凝集反応の鑑別に使用
Salvia sclarea	Tn	汎血球凝集反応の鑑別に使用
Salvia horminum	Tn	汎血球凝集反応の鑑別に使用

表VI-3 汎血球凝集反応を起こした赤血球の各種レクチンとの反応

	汎血球凝集反応						対照 正常O型血球
	T	Tn	Tk	Th	Cad	AcqB	
ヒト血清	+	+	+	+	+	+	0
Dolichos biflorus	0	+	0	0	+	0	0
Arachis hypogaea	+	0	+	+	0	0	0
Glycine max (*soja*)	+	+	0	0	+	0	0
Salvia sclarea	0	+	0	0	0	0	0
Salvia horminum	0	+	0	0	+	0	0

（永尾暢夫）

3 糖転移酵素の測定

目的 血清（血漿）・尿中に存在する糖転移酵素の測定を行うことで，variantを含むABO血液型判定の一助とする．

原理 血清・尿中にはABO血液型を構成する糖転移酵素が存在する．この糖転移酵素の測定を，被検血清（比較的扱いやすい）と市販のキット（ガルサーブAB：三光純薬）を用いて行う．ABO血液型の判定，特にvariantの判断を行うときに有用である．

被検血清をA型基質UDP-GalNAc（UDP-*N*-acetylgalactosamine）あるいはB型基質UDP-Gal（UDP-galactose）の存在下で，H抗原を十分に保有するO型赤血球と37℃で反応させることで，血清中のA型またはB型転移酵素によってO型赤血球がA型あるいはB型に転換される．

操作法

■ A-トランフェラーゼ活性

①試験管にA-緩衝液0.2ml，A-基質溶液0.1ml，被検血清0.5mlをとり，ゆっくりと混和し，37℃，5～10分間，予備加温する．

②①で予備加温した試験管に洗浄した50％濃度O型赤血球浮遊液0.05ml（1滴）を加え，37℃，2時間反応させる．

③3,000rpm，15～30秒間遠心し，上清を捨てる．

④試験管内に残った赤血球（A型に転換されている）を生食で2回洗浄したあと，生食を1ml加えて2％浮遊血球を作製する．

⑤試験管9本を用いて，2^n希釈法で1倍から256倍までの抗A（0.1ml容量）の生食による希釈系列をつくる．

⑥⑤で作製した試験管に④で作製した浮遊血球を0.05ml（1滴）ずつ全試験管に加え，よく混和後，冷蔵庫に10～15分間静置する．

⑦3,000rpm，15秒間遠心後，凝集の有無・程度を肉眼で観察する．

■ B-トランスフェラーゼ活性

①試験管にB-緩衝液0.2ml，B-基質溶液0.1ml，被検血清0.5mlをとり，ゆっくりと混和し，37℃，5～10分間，予備加温する．

②①で予備加温した試験管に洗浄した50％濃度O型赤血球浮遊液0.05ml（1滴）を加え，37℃，30分反応させる．
③反応終了後，"A-トランスフェラーゼ"の場合と同様に操作し，希釈抗B血清に対する凝集の有無・程度を肉眼で観察する．

判定　型転換後の赤血球が抗血清により凝集すれば，トランスフェラーゼ活性のあることを意味する．活性の強さは，抗血清の希釈倍数値またはスコア値で表す．なお，凝集塊が不鮮明なときは0.2％ブロメリン溶液（濃度はブロメリン溶液作製に用いるブロメリンの粉末により異なる）2滴を加え，約5分間冷蔵庫（2～10℃）に静置したのち，遠心，判定する．

ポイント―血清および血漿検体

①検体の採取後はすみやかに測定する．やむえぬ場合は凍結保存する．
②ボンベイ型の場合は，検体中に存在する抗HをあらかじめO型赤血球を用いて吸収しておく必要がある．
③カルシウムは，A-トランスフェラーゼ活性の測定に影響を与える．反応が弱い場合には，検体にEDTAを0.5～1mg/mlの濃度になるように添加して測定を行うとよい．
④尿を検体とするときなど，ほかにも留意する点が多々あるので，キットの仕様書に従い検査することが重要である．

（永尾暢夫）

4 HLA 検査

HLA 検査の臨床的意義

HLA抗原（human leukocyte antigen）は，主要組織適合性抗原であり，赤血球以外のすべてのヒト細胞膜表面に表現されていて，免疫応答における自己・非自己の認識に重要な役割を果たしている．そのため，HLA抗原型およびHLA抗体の検査は，臓器移植や，血小板輸血不応状態の患者への適合血小板輸血，輸血後の非溶血性副作用の解明において臨床的意義がある．さらにHLA抗原は多型性に富み，人種によって遺伝子頻度に差があることから親子鑑定などの法医学分野や人類遺伝学の分野に，また疾患感受性との関連があることから病気の発現のメカニズムや免疫応答の解明にも広く利用されている．

1 リンパ球の単離とリンパ球浮遊液の調製

到達目標

リンパ球の単離にはさまざまな方法があるが，今回は最も基本的な方法を実習し，リンパ球の扱い方，顕微鏡での観察，計数の方法について習得する．

実習準備

＜検体＞
- 血液8.5mlに対し抗凝固剤（ACD液）を1.5ml添加したもの

＜試薬＞
- リンパ球分離用比重液〔リンホセパールⅠなどの市販品，比重1.077±0.001（25℃）〕
- リン酸緩衝液
- トロンビン
- FBS加RPMIメディウム

＜器具＞
- 試験管

- パスツールピペット
- 毛細管ピペット
- 駒込ピペット
- フィッシャーチューブ
- 血球計算盤（改良型Neubauer）
- 遠心機
- マイクロ遠心機
- 位相差顕微鏡

操作法

①試薬の調製（分離の実習開始前にクラス全体で分担して作製し，保存）
- リン酸緩衝液（＝PBS）：ダルベッコPBS（－）粉末9.6gを精製水に溶解し，1,000mlにメスアップする（pH7.3〜7.65）．
- トロンビン：1バイアル1,000単位を5mlの生理食塩液あるいはPBSで溶解後，100〜200μlずつ凍結可能なチューブに分注し，−80℃で保存する．
- FBS（fetal bovine serum）：56℃，30分間不活化し，濾過滅菌を行って，1回使用量に小分けして−40℃保存とする．（RPMI培地に加えるときに37℃で加温溶解する．）
- FBS加RPMIメディウム：RPMI培地にFBSを濃度が5％になる

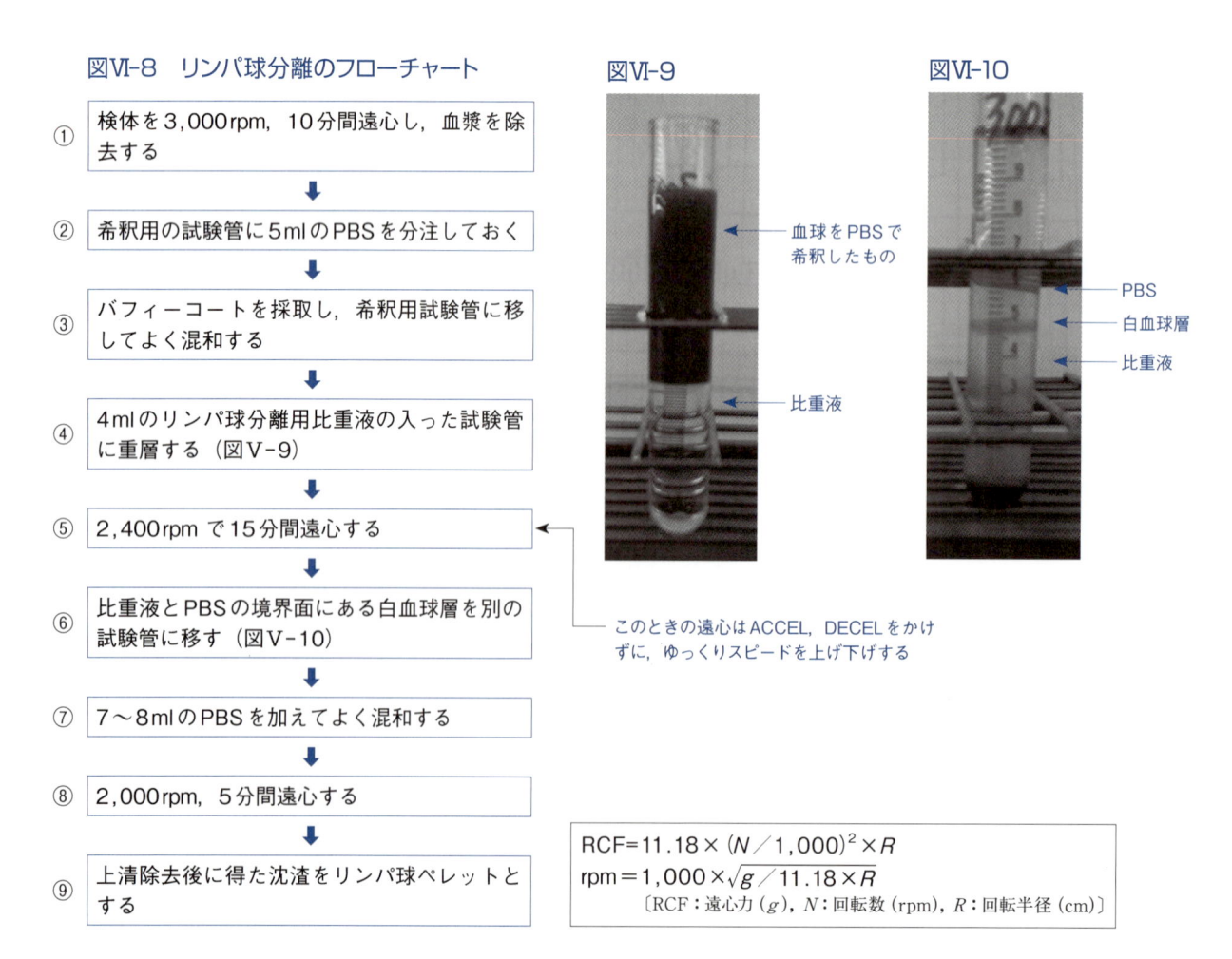

図Ⅵ-8 リンパ球分離のフローチャート

① 検体を3,000rpm，10分間遠心し，血漿を除去する
↓
② 希釈用の試験管に5mlのPBSを分注しておく
↓
③ バフィーコートを採取し，希釈用試験管に移してよく混和する
↓
④ 4mlのリンパ球分離用比重液の入った試験管に重層する（図Ⅴ-9）
↓
⑤ 2,400rpmで15分間遠心する
↓
⑥ 比重液とPBSの境界面にある白血球層を別の試験管に移す（図Ⅴ-10）
↓
⑦ 7〜8mlのPBSを加えてよく混和する
↓
⑧ 2,000rpm，5分間遠心する
↓
⑨ 上清除去後に得た沈渣をリンパ球ペレットとする

図Ⅵ-9（血球をPBSで希釈したもの／比重液）

このときの遠心はACCEL，DECELをかけずに，ゆっくりスピードを上げ下げする

図Ⅵ-10（PBS／白血球層／比重液）

$$RCF = 11.18 \times (N/1,000)^2 \times R$$
$$rpm = 1,000 \times \sqrt{g/11.18 \times R}$$
〔RCF：遠心力（g），N：回転数（rpm），R：回転半径（cm）〕

図VI-11　リンパ球単離のフローチャート

① リンパ球ペレットに20% FBS加RPMIメディウムを1ml加えて攪拌する　　　この操作ではパスツールピペットを用いる

② フィッシャーチューブに移し，トロンビンを1滴加えて転倒混和する　　　転倒混和は静かに2〜3分間継続して行う

③ 2〜3分後に白い凝集塊がみられたら，3,500rpmで3秒間遠心（flashing）する　　　このあとの遠心はマイクロ遠心機を用いる

④ 上清の浮遊液を別のチューブに移し替えて，3,500rpmで1分間遠心

⑤ ③の凝集塊をほぐし④の上清を戻して再浮遊させる　　　④の沈渣はよくほぐしておく

⑥ 静かに混和したあと，3,500rpmで3秒間遠心し，上清を④の沈渣に加える

⑦ 3,500rpmで1分間遠心し，上清を除去して沈渣をほぐす

⑧ 1mlの5% FBS加RPMIメディウムに浮遊させる

ように加えたものを検査用，20%になるように加えたものを保存用として，いずれもpH7.2〜7.4に調整し，4℃保存とする．

②比重遠心法（図VI-8）

③リンパ球の単離（トロンビン法）（図VI-11）

④リンパ球浮遊液の調製：単離したリンパ球浮遊液の小滴をパスツールピペットで血球計算盤（改良型Neubauer）の計算室に入れて，中区画を5カ所数える．そのカウント数（A）を次の計算式に当てはめて得た液量（E）μlに調整すれば，3,000個/μlのリンパ球浮遊液が調製できる．

$$E = A \times 5 \times 10 \div 3,000$$

調製後の浮遊液は上清を20% FBS加RPMIメディウムに置換後，4℃保存で翌日までは使用可能．

レポート課題　今回は基本的な方法の実習であったが，実際の現場では別の単離方法が盛んに行われている．可能であれば，それらの方法についてもレポートする．

Key Word：リンフォクイック法，免疫磁気ビーズ法

（高　陽淑）

2 リンパ球細胞傷害試験
(LCT法：lymphocyte cytotoxicity test)

*LCT法は反応時間そのものに90分要するので，1回目の実習は反応終了までを目標とし，2回目の実習で判定および結果の解釈を到達目標とする．

到達目標

調製したリンパ球浮遊液を用いてHLA抗体のスクリーニングとタイピングを行う．

実習準備

〈検体〉

- あらかじめ抗凝固剤なしで採血された血液から遠心分離によって得られた血清10種類
- （先の実習で得た）リンパ球浮遊液をタイピングおよびスクリーニングに用いる．

〈試薬〉

- 流動パラフィン
- PBS（調製ずみ）
- ウサギ血清（市販品）
- エオジンY粉末
- フェノールレッド
- ホルマリン
- 1N-NaOH
- 5N-NaOH
- 20％エタノール
- 陰性および陽性コントロール血清（市販品）
- HLAクラスIタイピングトレー（市販品）

〈器具〉

- HLAテラサキプレート（60穴）
- 連続分注器（1μl〜5μlの分注に対応が可能なもの）
- ピペットチップ
- タイマー
- 濾紙
- カバーガラス（テラサキプレートに対応するサイズ）
- 試験管

原理 HLA抗体が存在する血清とその特異性に対応するHLA抗原が存在するリンパ球を反応させると，抗原抗体反応が起こる．さらに，補体（ウサギ血清）を加えることにより細胞傷害が起こって細胞膜に穴があき，エオジンなどで染色したあとホルマリンで固定することによっ

図Ⅵ-12　LCT法の原理

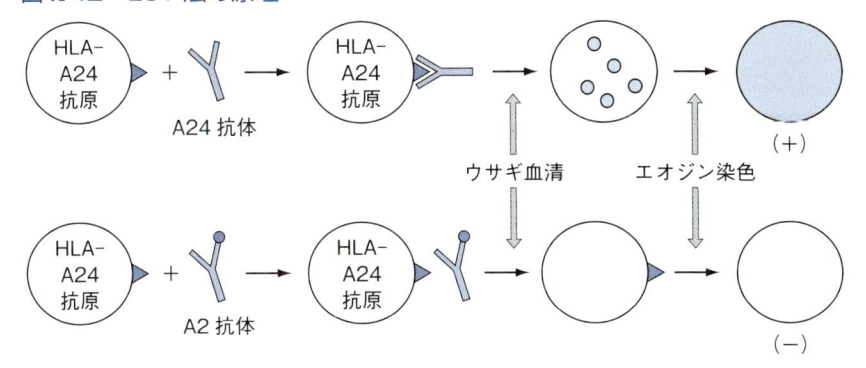

図Ⅵ-13　LCT法のフローチャート

① テラサキプレート（薄型）に流動パラフィンを2μlずつ分注

② サンプル，コントロール血清を2μlずつ分注（図Ⅴ-14参照）

③ 血清の上にリンパ球浮遊液を1μlずつ分注　　チップの先が血清に触れないように注意する

④ 室温（25℃）で30分反応

⑤ ウサギ血清（補体）を5μlずつ添加　　ウサギ血清は使用前に37℃にしておく

⑥ 室温（25℃）で60分反応

⑦ 5％エオジン液を2μlずつ添加し，2分間染色する

⑧ 中性ホルマリンを5μlずつ添加，60分以上静置　　当日判定しない場合は湿潤箱に入れて4℃で保存

図Ⅵ-14　血清の分注

て位相差顕微鏡下による目視で判定が可能となる（**図Ⅵ-12**）．

操作法

① 試薬の調製（事前にクラス全体で分担して作製し，保存しておく）
- 5％エオジン液：エオジンY粉末5gを精製水100mlに溶解し，濾過後，室温保存．
- フェノールレッド：フェノールレッド粉末0.2gを20％エタノール5mlで溶解する．5N-NaOHを100μl加えて濾過後，4℃で保存する．
- 中性ホルマリン：ホルマリン原液100mlに対しフェノールレッド溶液を1ml添加し，1N-NaOHにてpH7.2に調整して濾過後，室温保存．

② 抗体スクリーニングおよびタイピング（**図Ⅵ-13，-14**）．

図Ⅵ-15 LCT法の判定基準

判定トレイ(テラサキプレート)実写図

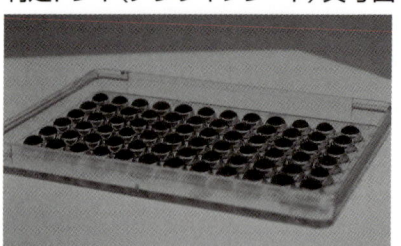

陰性例(×100) — リンパ球

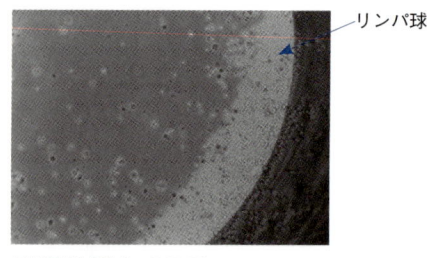

LCT法判定基準

スコア	%死細胞	判定基準
8	81～100%	強陽性
6	41～80%	陽性
4	21～40%	弱陽性
2	11～20%	疑陰性
1	0～10%	陰性
0		判定不能

強陽性例(×100) — リンパ球

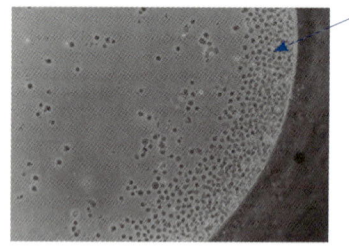

- タイピングはキットに添付の説明書に従って行う.

③判定(同じトレーを各自が順番に検鏡し,判定する. **図Ⅵ-15**)

- 反応終了後のプレートにカバーガラスをかけ,位相差顕微鏡(×100)で判定する.(ただし,プレートを4℃保存していた場合は室温に戻ってから検鏡する.)
- 抗体スクリーニングは判定表に従ってスコアをフォーマットに記入し,10本のサンプルが陽性か陰性かを決定して最終判定とする.
- タイピングは,キットに添付の判定用フォーマットに判定スコアを記入し,タイプを決定する.

評価 個人の判定結果をつき合わせて,グループごとに結果の以下の点について評価を行う.

- スコアのつけ方は正しくできているか.
- 最終判定はグループ内で同じであるか.
- タイピングの結果は正しくできているか.
- 日本人の抗原頻度の文献を検索し,グループ内で検討する.
- ハプロタイプに関連した文献の検索を行い理解する**.

レポート課題 LCT法はHLA検査において基本的な方法であるが,最近は高感度な抗体スクリーニング法が多数開発されている.また,タイピングについてはDNAタイピングが主流である.そこで最新の技術を用いた方法についてレポートにまとめる.

Key Word:蛍光ビーズ法

(高 陽淑)

---

*表現型,遺伝子型,半数型:ある抗原系において,両親の双方から受け継いだ遺伝子に支配される抗原のすべてを表したものを表現型(フェノタイプ:phenotype)といい,両親のどちらか片一方から受け継いだ1つのグループを半数型(ハプロタイプ:haplotype),双方から受け継いだかたちが明確に表現されたものを遺伝子型(ジェノタイプ:jenotype)という.
Rh系のCDE座を例にとると,CcDEeが表現型,*CDe/cDE*が遺伝子型,CDe,cDEのそれぞれが半数型という.

**日本組織適合性学会のホームページ参照

5 血小板抗原抗体検査

Ⅵ アドバンスコース

1 血小板抗原検査

到達目標

①血小板にも型が存在する．血小板輸血患者や新生児における型不適合によって産生される血小板抗体が原因となり，血小板輸血不応答（platelet transfusion refractoriness；PTR），輸血後紫斑病（post-transfusion purpura；PTP）や新生児血小板減少性紫斑病（neonatal alloimmune thrombocytopenia purpura；NAITP）が引き起こされることがある．

②輸血により産生されやすい抗体，妊娠により産生されやすい抗体が存在する．

③PTRやNAITPなどから解明されてきた血小板抗原にはどのようなものがあるか（**表Ⅵ-4参照**）．

④患者から得られた抗血清を用いた血清学的な血小板型検査について理解する．

実習について

後述の「5-②　血小板抗体検査」を参照して応用する．

血小板抗原検査は，混合受身赤血球凝集反応（mixed passive hemagglutination test；MPHA）で行う．

抗血清はPTRの患者血清やNAITPの母親から得られた血清などをタイピング用抗血清として用いる．

- 抗原検体：「5-②-A．血小板の分離と血小板固相プレートの作製」により被検者の血小板抗原プレートを作製する．
- 抗血清：血清学的にタイピングが可能な抗原はHPA-1〜6，-15b，Nak^a である．
- 操作：「2-②-B．混合受身凝集（MPHA）法による血小板抗体スクリーニング」による．
- 判定：MPHA法判定基準（**図Ⅵ-20**）による．

表Ⅵ-4　human platelet antigens

発見年	統一抗原名		旧名称		抗原局在糖タンパク	検出の由来
1959	HPA-1	a	Zw^a	PL^{A1}	GPⅢa	PTP
1963		b	Zw^b	PL^{A2}		PTR
1962	HPA-2	a	Ko^b		GPⅠbα	PTR
1965		b	Ko^a	Sib^a		PTR
1980	HPA-3	a	Bak^a	Lek^a	GPⅡb	NAITP
1988		b	Bak^b			PTP
1985	HPA-4	a	Yuk^b	Pen^a	GPⅢa	NAITP
1986		b	Yuk^a	Pen^b		NAITP
1989	HPA-5	a	Br^b		GPⅠa	PTR
1988		b	Br^a			NAITP
1992	HPA-6	bw	Ca/Tu^a		GPⅢa	NAITP
1993	HPA-7	bw	Mo^a		GPⅢa	NAITP
1990	HPA-8	bw	Sr^a		GPⅢa	NAITP
1995	HPA-9	bw	Max^a		GPⅡb	NAITP
1997	HPA-10	bw	La^a		GPⅢa	NAITP
1994	HPA-11	bw	Gro^a		GPⅢa	NAITP
1995	HPA-12	bw	Iy^a		GPⅠbβ	NAITP
1999	HPA-13	bw	Sit^a		GPⅠa	NAITP
2002	HPA-14	bw	Oe^a		GPⅢa	NAITP
1990	HPA-15	a	Gov^b		CD109	PTR
1995		b	Gov^a			PTP
2002	HPA-16	bw	Duv^a		GPⅢa	NAITP
1992	HPA-17	bw	Va^a		GPⅢa	NAITP
2009	HPA-18	bw	Cab^a		GPⅠa	NAITP
2009	HPA-19	bw	Sta		GPⅢa	NAITP
2009	HPA-20	bw	Kno		GPⅡb	NAITP
2009	HPA-21	bw	Nos		GPⅢa	NAITP
2012	HPA-22	bw	Sey		GPⅡb	NAITP
2012	HPA-23	bw	Hug		GPⅢa	NAITP
2011	HPA-24	bw	Cab2^{a+}		GPⅡb	NAITP
2011	HPA-25	bw	Swi^a		GPⅠa	NAITP
2012	HPA-26	bw	Sec^a		GPⅢa	NAITP
2013	HPA-27	bw	Cab3^{a+}		GPⅡb	NAITP
1989	Nak^a		Iso Antigen		GPⅣ	PTR

*1990年，国際的統一名称HPAに整理
*抗原頻度の高いほうをa，低いほうをb
*抗原のwは対立抗原の片方の抗体しか検出されていないが，workshopで確認ずみ
*抗HPA-28，29も見つかっている

PTP：輸血後紫斑病
PTR：血小板輸血不応答
NAITP：新生児血小板減少性紫斑病

レポート課題

①MPHA法による血小板抗原検査に用いる抗血清の選択には十分注意をはらう．
（血小板上には血小板抗原のほかにタイピングに影響を与えるどのような抗原がのっているかをレポートする．）

②近年，DNA検査によるタイピングもキット化され，PCR-蛍光ビーズ法として市販品ではHPA-1〜7まで可能であるが，従来から用いられてきた遺伝子学的検査についても理解をしておく．

Key Word：PCR-RFLP（制限酵素/電気泳動）
PCR-SSP（プライマー/電気泳動）

（谷上純子）

2 血小板抗体検査

A. 血小板の分離と血小板固相プレートの作製

到達目標

①血小板検査の基本として，全血からの血小板の分離と固相プレートの作製について理解する．

実習準備

＜検体＞
・全血血液7mlに対して抗凝固剤（ACD-A液）1mlの割合で採血する．

＜試薬＞
  ・ACD-A液（市販）
  ・生理食塩液
  ・無菌的生理食塩液（市販）
  ・EDTA-2Na
  ・$Na_2HPO_4 \cdot 2H_2O$
  ・NaCl
  ・サッカロース
  ・NaN_3
  ・グルタール

＜器具＞
  ・プラスチック試験管
  ・可変式ピペット（10～100μlおよび100～1,000μl）
  ・ピペットチップ
  ・モジュールU底マイクロプレート（高結合）
  ・アルミホイル
  ・ペーパータオル
  ・プレートシール
  ・プレート遠心用アダプター
  ・位相差顕微鏡
  ・血球計数器
  ・遠心機（検体分離用，プレート用）

操作法　①試薬の準備
・EDTA加PBS：終濃度が，EDTA-2Na 0.009mol，$Na_2HPO_4 \cdot 2H_2O$ 0.026mol，NaCl 0.14molになるように精製水に加えて混和後，pH6.0に調整する．

・保存液：終濃度が，サッカロース5％，NaN_3 0.1％になるように無菌的生理食塩液（市販）に混和する．

②血小板の分離および固相プレートの作製（**図Ⅵ-16**）

図Ⅵ-16　血小板固相プレートの作製

① 採血後，室温で30分以上静置し，1,400rpmで10分間遠心する

↓

② 上清（PRP；platelet rich plasma）を別のプラスチック試験管に移す

↓

③ PRP1mlに対して15％量のACD-A液を加えたあと，2,000rpmで10分間遠心して血漿成分を除去する　　泡立てないように注意して十分混和

↓

④ 沈渣（PC；platelet concentrate）に静かに1mlのEDTA加PBSを加えて，PCをほぐして泡立てないように混和する．さらにEDTA加PBSを6ml加えて2,000rpmで10分間遠心して上清を除去する

↓

⑤ PCに1mlのEDTA加PBSを加えて静かにほぐし，血球計数器で血小板数をカウントして浮遊液が100,000個/μlになるように調整する

↓

⑥ マイクロプレートU型（高結合）を湿らせたペーパータオルなどの上に置き，各ウェルに調製した血小板浮遊液を50μlずつ分注する　　静電気防止のため，これ以降の操作はすべて湿潤のペーパータオルの上で実施

↓

⑦ プレートをアルミホイルで包み，プレート遠心用のアダプタを用いて2,000rpmで5分間遠心する（血小板の固相）

↓

⑧ プレートの底面を観察し，血小板が付着していることを肉眼で確認　　血小板が均一（モノレイアー）に付着していることを確認

↓

⑨ 放置後，2,000倍希釈グルタールPBS固定液を100μlずつ滴下し，20分間放置する（血小板の固定）

↓

⑩ 固定液を捨て，生理食塩液でプレートを3回洗浄後，保存する場合は保存液を各ウェルに添加する　　保存せずに抗体スクリーニングに用いる場合は，図Ⅴ-18に示すMPHAによる血小板抗体スクリーニング法の②に移行

↓

⑪ プレート上部をプレートシールでおおって，数日の場合は4℃で保存可能であるが，長期保存の場合はただちに－80℃のディープフリーザに入れて凍結する

B. 混合受身凝集（MPHA）法による血小板抗体スクリーニング

到達目標

日本で開発された血小板検査の基本的な方法として，MPHA法の原理と操作法について理解する．

実習準備

＜検体＞

6人を1グループとして，あらかじめ用意された患者血清と，「5-②-A．血小板の分離と血小板固相プレートの作製」の実習で得た血小板固相プレート6パネルを抗体スクリーニング用パネルとして用いる．

＜試薬＞

- Tween 20
- 生理食塩液
- EDTA加PBS（調製ずみ）
- 陽性および陰性コントロール血清（市販）
- 抗ヒトIgGセル（市販）

＜器具＞

- プラスチック試験管
- 可変式ピペット（10〜100 μlおよび100〜1,000 μl）
- チップ
- ペーパータオル
- 湿潤箱
- ビューイングボックス

原理 図VI-17に示すとおり．

図VI-17 MPHA（mixed passive hemagglutination）法の原理

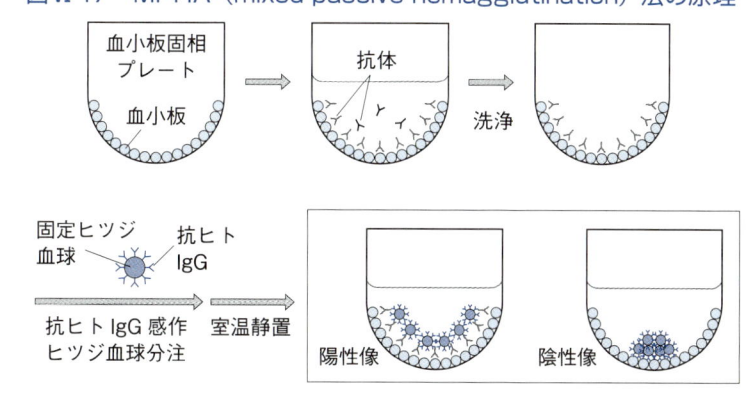

操作法
①試薬の準備
- 0.05% Tween 20加生理食塩液：1,000 mlの生理食塩液に500 μlのTween 20を添加し，よく混和する（室温保存）．
- 2,000倍グルタール固定液：20 mlのEDT加PBSに10 μlのグルタールを添加し，よく混和する（用時調製）．

②MPHA法による血小板抗体スクリーニング（図VI-18）．図VI-19参照．

③判定（図VI-20の判定基準参照）．

図Ⅵ-18　MPHA による血小板抗体スクリーニング法

① 保存していたプレートを室温に戻してから保存液を捨てる

↓

② 0.05% Tween20加生理食塩液（T生食液）でプレートを3回洗浄する

↓

③ 被検血清を3,000rpmで10分以上遠心しておく

↓

④ ペーパータオルなどで十分に水分を除去したあと，被検血清およびコントロール血清を25μlずつ加える（図Ⅵ-19参照）

↓

⑤ プレートを室温，湿潤状態で5～6時間感作させる

↓

⑥ 感作後，プレートをT生食液で5回洗浄する

↓

⑦ 洗浄後，ペーパータオルなどで水分を除去し，再度新しいT生食液に浸し静電気を取る．その後，内溶液を捨て，ペーパータオルで水分を十分に除く

↓

⑧ 指示血球（抗ヒトIgGセル）を静かに転倒混和し，均一な浮遊液にして必要量を別の容器に移して各ウェルに25μlずつ加える

↓

⑨ プレートを室温，湿潤状態で一晩静置後，判定する

（日本顆粒球・血小板型ワークショップ「MPHA法」より）

図Ⅵ-19　MPHA 法による抗体スクリーニングの血清分注例

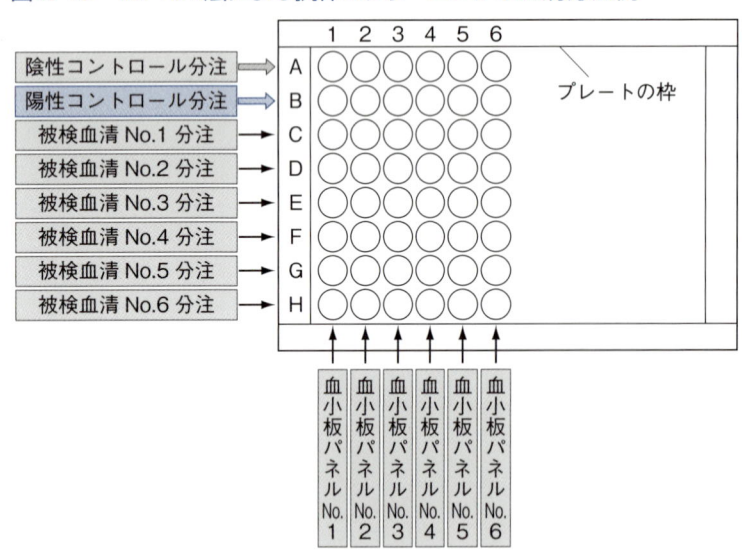

図Ⅵ-20　MPHA 法の判定基準

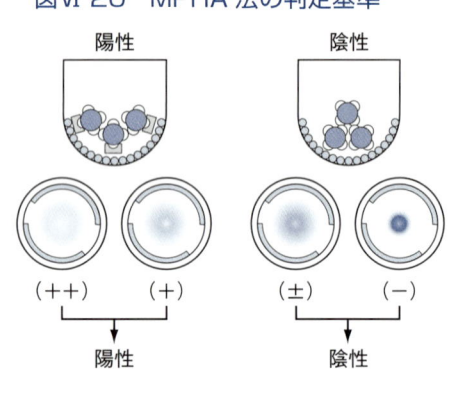

陽性：（++）（+）→陽性
陰性：（±）（-）→陰性

評価　同じプレートを各自が判定し，その結果について以下の点につきグループ内で討議する．

- スコアのつけ方は正しくできているか．
- 最終判定はグループ内で一致しているか．

図Ⅵ-21 市販キット（MPHA法）を用いた抗体同定の一例

[判定結果]

A	−
B	−
C	++
D	++
E	−
F	−
G	−
H	−

	HPA-1		HPA-2		HPA-3		HPA-4		HPA-5		HPA-6		Nak^a	HLA
	a	b	a	b	a	b	a	b	a	b	a	b		
A	+	0	+	+	+	0	+	0	+	0	+	0	+	A26, A31, B61, −
B	+	0	+	+	0	0	+	0	+	0	+	0	+	A24, A31, B51, −
C	+	0	+	0	+	0	+	+	+	0	+	0	+	A2, A24, B37, B60
D	+	0	+	0	0	0	+	+	+	0	+	0	+	A24, −, B48, B67
E	+	0	+	0	+	0	+	0	0	+	+	0	+	A24, −, B7, B52
F	+	0	+	0	0	0	+	0	+	+	+	+	+	A24, −, B52, B54
G	+	0	+	0	+	0	+	0	+	0	+	+	+	A11, A26, B39, B62
H	+	0	+	0	0	0	+	+	0	+	0	+	0	A24, A26, B39, B54

判定結果：HPA-4b

レポート課題 本来は抗体スクリーニングで陽性となった場合には市販キットなどを用いて抗体同定を行う（図Ⅵ-21）．その判定方法について理解することをレポートの課題とする．

C. 磁性粒子-MPHA（M-MPHA）法による交差適合試験

到達目標

MPHA法を応用し，凝集像形成の指示体として磁性粒子を用いることにより短時間化が可能になったM-MPHA法の原理について理解する．

実習準備

＜検体＞

6名を1グループとして，あらかじめ用意された患者血清と，別の1名の全血から分離した血小板を供血者検体とする．

＜試薬＞（図Ⅵ-22）

- 反応増強剤（低イオン強度溶液：LISS）
- 磁性粒子（凍結乾燥）
- 粒子復元液
  （以上はオリンパス社製の磁性粒子に付随する試薬）
- 陽性および陰性コントロール
- EDTA加PBS
- 0.05% T生食液

＜器具＞（図Ⅵ-22）

- レクチン固相プレート
- 磁石板
- プレートシール
- ペーパータオル

図Ⅵ-22　M-MPHA試薬および器具

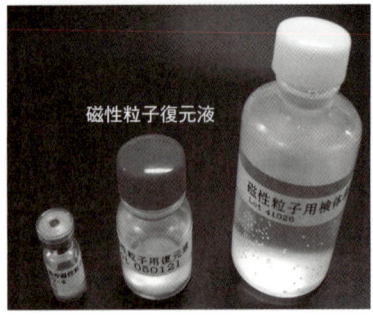

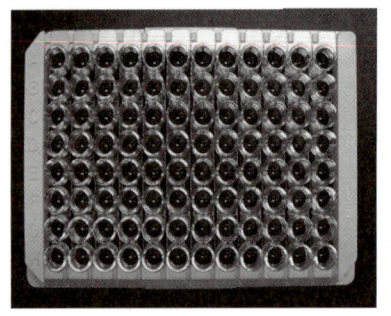

磁性粒子　　反応増強剤　　レクチン固相プレート　　磁石板

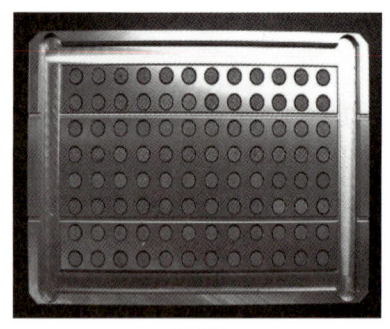

・ビューイングボックス
・遠心機（検体分離用，プレート用）
・恒温槽

原理　図Ⅵ-23，-24に示すとおり．

図Ⅵ-23　M-MPHA法の原理

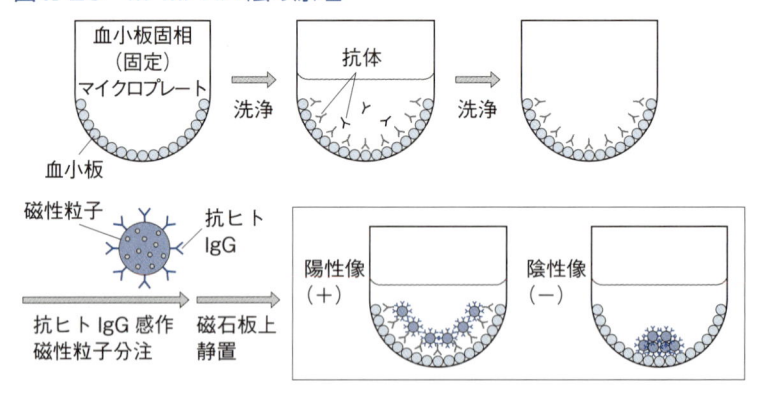

図Ⅵ-24　M-MPHA法の支持体の比較

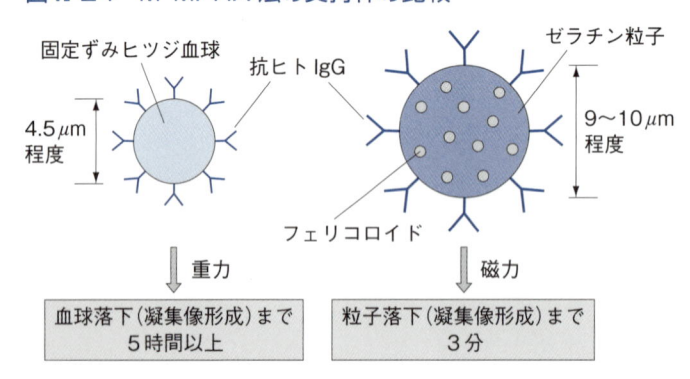

操作法
①試薬の準備（図Ⅵ-22参照）
　磁性粒子：磁性粒子（凍結乾燥品）を復元液で溶解する．
②M-MPHA法による血小板の交差適合試験（図Ⅵ-25）．図Ⅵ-26参照．
③判定（図Ⅵ-27の判定基準参照）．

図Ⅵ-25　M-MPHA法による血小板交差適合試験

① 血小板固相用レクチンプレートを室温に戻し，パックより必要量を取り出す

↓

② 30,000個/μlに調製した血小板浮遊液を各ウェルに50 μlずつ分注する（図Ⅴ-26参照）

↓

③ プレートをアルミホイルで包み，プレート遠心用のアダプタを用いて500 rpmで5分間遠心する（血小板の固相）　　20分おき，血小板の戻りを待つ

↓

④ 0.05% Tween 20加生理食塩液（T生食液）でプレートを5回洗浄する

↓

⑤ 被検血清を3,000 rpmで10分以上遠心しておく

↓

⑥ 被検血清を反応増強剤で4倍に希釈する

↓

⑦ ペーパータオルなどの上にプレートを押しつけて水分をよく除去したあと，希釈ずみ血清を25 μlずつ加える

↓

⑧ プレートシールでプレート上面をおおい，37℃のウォーターバスで30分間感作させる　　プレート穴の半分以上がつかるように

↓

⑨ 感作後，プレートをT生食液で5回洗浄する

↓

⑩ 洗浄後，ペーパータオルなどで水分を除去し，再度新しいT生食液に浸し，静電気を取る．その後，内溶液を捨て，ペーパータオルで水分をよく取り除く

↓

⑪ 復元ずみの磁性粒子を再浮遊させ，各ウェルに25 μlずつ加える　　気泡を入れないよう手早く分注

↓

⑫ 粒子を加えたプレートを磁石板にのせ，3分間静置する

↓

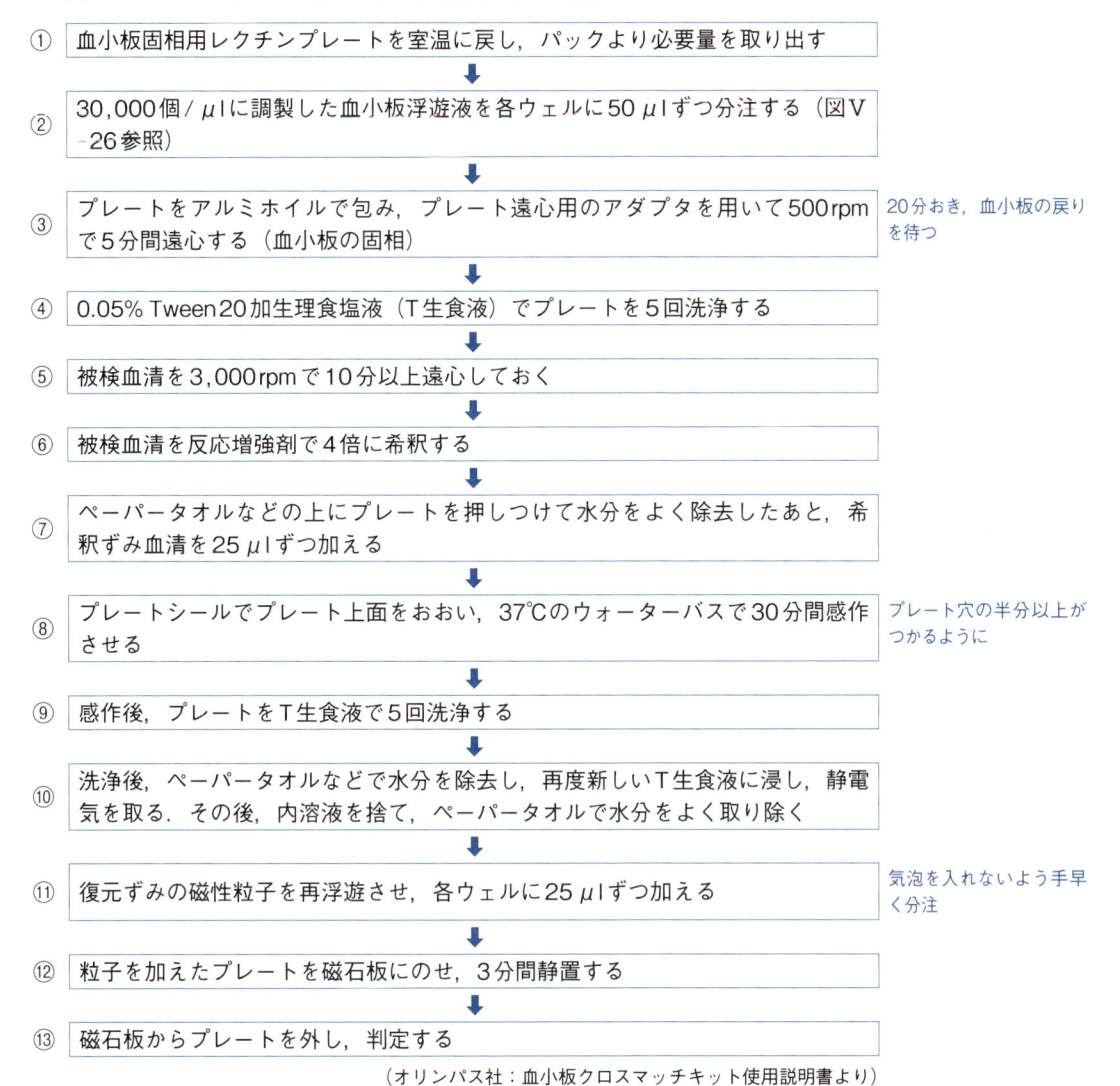

⑬ 磁石板からプレートを外し，判定する

（オリンパス社：血小板クロスマッチキット使用説明書より）

図Ⅵ-26　M-MPHA法による交差適合試験の血清分注例（二重測定の場合）

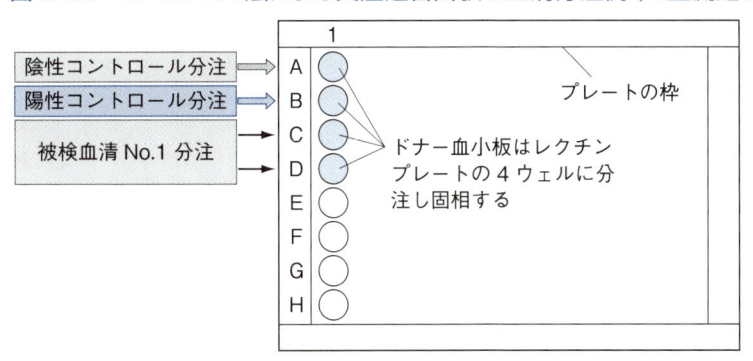

陰性コントロール分注 → A
陽性コントロール分注 → B
被検血清No.1 分注 → C, D

ドナー血小板はレクチンプレートの4ウェルに分注し固相する

図Ⅵ-27 M-MPHA法の判定基準

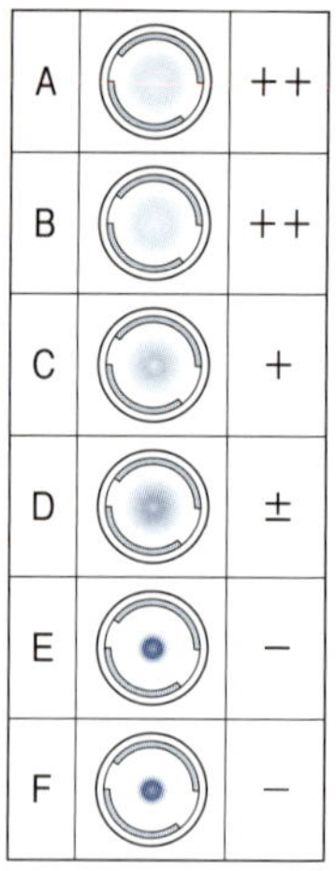

A		++
B		++
C		+
D		±
E		−
F		−

	判定	判定基準
陽性	++	粒子がウェルの底面全体に凝集して，一様な粒子の広がりがみられる
陽性	+	ウェルの底面中心部に大きく薄く，わずかに粒子の集合がみられる
陰性	±	粒子がリング状にみられるが，その周辺に粒子の分散がみられる
陰性	−	ウェルの底面中心部に全粒子が集まり，きれいなリングを形成する

評価 同じプレートを各自が判定し，その結果について以下の点につきグループ内で討議する．
- スコアのつけ方は正しくできているか．
- 交差試験の結果は正しく判定できているか．

(谷上純子)

6 好中球抗原抗体検査

1 自然食作用抑制試験

好中球抗体の臨床的意義

好中球抗原（HNA；human neutrophil antigen）は，免疫機序による好中球減少症や非溶血性輸血副作用で検出されるHNAに対する抗体（以下，HNA抗体）の標的抗原である．好中球減少症の例として，赤血球における血液型不適合妊娠による新生児溶血性疾患と同様，HNAの型違い妊娠による新生児好中球減少症がある．この疾患は，母由来のHNA抗体が胎児に移行し，胎児の好中球が破壊され，好中球数が減少することにより起こる．また，幼児期や高齢者では自己免疫性好中球減少症が起きることがある．

非溶血性輸血副作用の重篤な例として，TRALI（transfusion-related acute lung injury：輸血関連急性肺障害）がある．この疾患は，輸血製剤中のHNA抗体が受血者血液中に入った場合，すみやかに好中球細胞膜に結合し，好中球が活性化して肺の組織傷害（非心臓性肺浮腫）を起こすものである．また，好中球が破壊された場合は好中球減少症を起こすが，破壊されないで感作した状態で生存している好中球でも，何らかの機能障害が起こっていることが推測される．

到達目標

HNA抗体が，好中球機能の一つである自然食作用を抑制し，その程度は人により（タイプにより）異なることをみる．実験を通じて，HNA抗体の臨床的意義についての認識を深める．

実習準備

＜検査材料＞
実習担当者が準備：当日採血のヘパリン加末梢血，各班2ml．冷やさないようにして室温に静置．

＜実習日までに準備するもの＞
①班分け：4人で1班

*NaN₃ を添加してはならない．

②準備当番班による試薬作製：作製した試薬はすべて冷蔵庫に保存する．（準備量は10班分）
- 0.1% BSA添加PBS（BSA-PBS, NaN₃無添加）を1,000mlつくり，100mlずつ10本に分けておく．
- 3.6% NaClを100mlつくり，10mlずつに分けておく．蒸留水を50mlずつ10本に分けておく．
- 墨汁原液の作製：固形の墨を硯(すずり)にBSA-PBSを少しずつ加えながらすり，濃い墨汁液を作製する．同じ濾紙で3回濾過しておく．約5ml．濾過に時間がかかるので，2〜3日前には準備を始める．

③各班による墨汁使用液の調製：使用前日に，白い紙に黒マジックインキで書いた線がぼんやりと見えるくらいにBSA-PBSで希釈しておく．調製してすぐ使用するより前日に調製したもののほうが，よく貪食する．

＜実習当日の準備＞

各班で準備

①37℃恒温槽，輸血検査用卓上遠心器，ミキサー

②発泡スチロールなどの保温箱を準備し，保冷剤または，かき氷，氷水などを入れ，3.6% NaClと蒸留水を容器ごとその中に置く．これらは常に冷やしておく．

③各班のBSA-PBSは室温に，墨汁使用液は37℃に置く．

④あらかじめ準備されたヘパリン加末梢血は室温に置き，使用直前に試験管を振ってよく混和する．血液は絶対に冷やしてはならない．

各自で準備

①机上に光学顕微鏡を準備し，すぐ観察できるようにしておく．
カウンター1〜2個，スライドガラス，カバーガラス，輸血検査用小試験管，輸血検査用小ピペット，ゴム球

*絞りを少し絞った視野で観察するとよい．
*EDTA血を細胞の機能検査に用いてはならない．

操作

①血液100μlをCold Water Shock（後述）で溶血させ，BSA-PBSで1回洗浄後，顕微鏡で観察し，生の好中球を識別できるようにしておく．

②未感作好中球の墨汁粉貪食：コントロール

a. 抗体が感作しない正常な状態の血液を用いた食作用をコントロールとする．

厳密に検査したい場合は，マウスIgG₁アイソタイプコントロール（50μg/ml濃度）を5μl加え，室温で15分間反応させたあと行った食作用をコントロールとする．

血液100μlに，37℃で温めた墨汁使用液100μlを加え，混合．37℃，30分間反応させる．

b. Cold Water Shockで溶血，反応を停止させる．3,700rpm，1分間遠心し，デカンテーションで上清を捨てる．

Cold Water Shock（図Ⅵ-28）＝冷蒸留水3容を入れ，ピペッティ

ングして20秒間おく．すぐ3.6% NaCl 1容を加え，ピペッティングで混合．溶血を止める．同時に貪食が停止する．

すなわち，反応させている試験管の管壁の8分目までをマジックインキで4等分し，冷蒸留水は下から3目盛りまで加え，3.6% NaClはその上の1目盛り分加える．試験管の口に残った部分は，ピペッティングで液をあふれさせないためと，遠心のための余裕分である．

　c. ミキサーで細胞沈渣を崩し，BSA-PBSで1回洗浄する．すなわち，BSA-PBSを加え，3,700rpm，1分間遠心，デカンテーションで上清を捨てる．ミキサーで細胞沈渣を崩し，かき氷または氷水中

図VI-28　Cold Water Shock

図VI-29　細胞内に墨汁粉がみられる

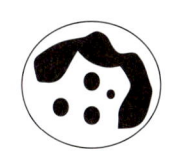

図VI-30　操作の流れ

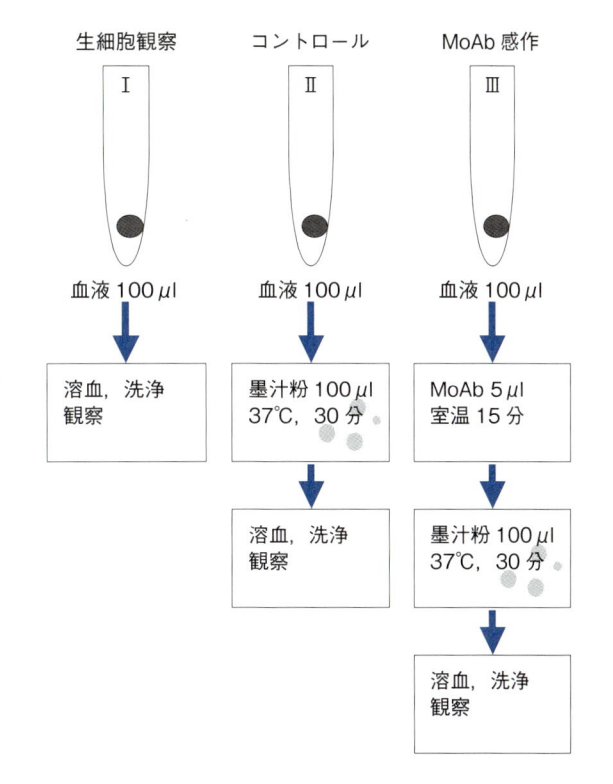

生細胞観察	コントロール	MoAb感作
Ⅰ	Ⅱ	Ⅲ
血液100μl	血液100μl	血液100μl
溶血，洗浄観察	墨汁粉100μl 37℃，30分	MoAb 5μl 室温15分
	溶血，洗浄観察	墨汁粉100μl 37℃，30分
		溶血，洗浄観察

表VI-5　HNA抗原系とモノクローナル抗体

HNAタイプ		好中球の抗原発現の状態	日本人の頻度	反応するMoAb
HNA-1系	HNA-1a/1a	100%の好中球が1aのみもっている	約30%	TAG1，TAG3
	HNA-1a/1b	100%の好中球が1aと1bの両方をもっている	約60%	TAG1，TAG2，TAG3
	HNA-1b/1b	100%の好中球が1bのみもっている	約10%	TAG2，TAG3
	HNA-1-null	100%の好中球がいずれももっていない．FcγRⅢb自体がない	0.1%	
HNA-2a系	HNA-2a	5〜100%の好中球が2aをもっている．人により割合が異なる	99.5%	TAG4
	HNA-2a-null	100%の好中球が2aをもっていない	0.5%	

に立てる．反応終了後は冷やすほうがよい．反応と細胞破壊の進行を遅らせることができる．

d. スライドガラスに浮遊液を落とし，カバーガラスをかける．好中球を100個数え，そのうち墨汁粉を貪食している細胞数を数える（**図Ⅵ-29**）．貪食した細胞は壊れやすいため，この操作は特にすみやかに行う．⇒［結果　a %］

③　抗体感作好中球の墨汁粉貪食

a. 血液100 μlに抗血清10 μlまたはモノクローナル抗体（MoAb, 50 μg/ml濃度）を5 μl加えて混合，室温で15分間反応させる（**表Ⅵ-5**）．

b. 37℃で温めた墨汁使用液100 μlを加え，混合．37℃，30分間反応させる．

c. 「操作②- b, c, d」と同様に操作し，計測する．⇒［結果　b %］

d. 抗体が好中球に感作された場合と感作されない場合とを比較して，どの程度貪食に影響があるか，%抑制率を求めて考察する．

$$\text{\%抑制率 (\%)} = \frac{a-b}{a} \times 100 = \left(1 - \frac{b}{a}\right) \times 100$$

（%抑制率が高いほど，強く抑制されたことを示す）

参考

①1人が並行して複数の反応操作は行わない．最後の観察を始めるときに，次の試験管の細胞感作を始めるとよい．また，同一実験は3回行い，2つ以上の近い値で平均をとるのが望ましい．

②自然食作用においては，好中球感作に用いる抗体は，好中球の細胞膜抗原に対する抗体であればなんでもよい．しかし，この実験はHNA抗体の影響をみることが目的であるから，HNA特異的モノクローナル抗体を使用する．HNA抗血清はHLA抗体などのHNA抗体以外の抗体や物質が多く含まれており，検討がむずかしいので，モノクローナル抗体を用いるべきである．「操作③」を1種類のみで行う場合は，TAG3（HNA-1系，抗FcγRⅢ抗体）かTAG4（抗HNA-2a抗体）を用いる．

③HNA-1系の抗体の影響をすべてみたい場合は，班員全員が同一検体を用い，コントロールをする人，TAG1感作をする人，TAG2感作をする人，TAG3感作をする人と分けて，共同実験をし，班内でディスカッションをすると効果的である．抑制の程度により，タイプも推測できる．

④HNA-2aは人によって陽性好中球の割合が異なるので，班でデータを出し合い，比較検討する．抗原の発現量によって結合する抗体の量が異なるため，抑制の程度から抗原陽性好中球数の割合（抗原発現量）が推測できる．すなわち，抗原陽性好中球が多い人は抑制率が高くなり，少ない人は抑制率が低くなる．

⑤好中球抗原にMoAbが結合しないで周囲に存在するだけで弱い抑

制（％抑制率10〜20％くらい）が認められるので，分析の際に注意する．FCγRに結合するためと考えられる．

＊血漿成分が体に入ることで起こる免疫抑制の一原因と考えられる．

結果

結果は，下記のような一覧表にする（4種類のモノクローナル抗体MoAbを感作に用いた場合の例）．

感作に用いた抗体	コントロール	TAG1	TAG2	TAG3	TAG4
抗原特異性	なし	HNA-1a	HNA-1b	FcγRⅢ	HNA-2a
墨汁粉を貪食している好中球数	90	40	70	35	30
墨汁粉を貪食していない好中球数	10	60	30	65	70
貪食率（％）	90	40	70	35	30
％抑制率（％）		55.6	22.2	61.1	66.7

コントロール：何も感作に用いない，またはマウスIgG，アイソタイプコントロールを感作する
％抑制率＝（1－b/a）×100（％）　（a：コントロールの貪食率，b：MoAb感作好中球の貪食率）

分析

結果の表をみて，班員でディスカッションする．
①TAG1，TAG2感作好中球での％抑制率から，好中球のHNA-1タイプは何であると推測されるか．
②TAG4感作好中球での％抑制率から，HNA-2a陽性好中球数の割合（抗原発現量）を推測する．
③結果から，抗原特異性と食作用抑制率との関係，および抗体結合量と食作用抑制率との関係をそれぞれ考える．

＊上表の結果では，TAG1で強く抑制され，TAG2では弱い抑制しかみられないことから，1a/1aタイプであると推測される．
＊上表の結果では，TAG4で強く抑制されていることから，抗体が多く結合した，すなわちHNA-2a陽性好中球が多いことが推測される．

検討課題

班員でディスカッションし，解答する．
①白血球の機能検査に用いる試薬にNaN_3を加えてはならないのはなぜか．
②機能検査に用いる血液は操作が終了するまで冷やしてはならないのはなぜか．
③抗体を感作すると，なぜ自然食作用が抑制されるのか．
④TAG1，TAG2，TAG4を感作に用いた場合，人によって抑制の程度が異なるのはなぜか．
⑤MoAbとの反応性から，実験に用いた好中球の抗原について，どのようなことが推測されるか．
⑥そのことは，好中球抗体による副作用の程度とどのような関係があるか．

文献：
谷口菊代ほか：ヒト好中球抗原 Human Neutrophil Antigen（HNA）-1a/1bおよび2aに対するモノクローナル抗体の，食作用に与える影響．臨床病理，55：996〜1001，2007．

＜モノクローナル抗体，TAG1，TAG2，TAG3，TAG4使用に関する連絡先＞
山陽女子短期大学臨床検査学科・谷口菊代　　E-mail：taniguchi@sanyo.ac.jp

（谷口菊代）

VII 実習計画モデル

VII 実習計画モデル

1 学内実習標準モデル

標準モデル策定に関する基準

①履修単位：1単位（45時間）．
②授業時間：〔モデル──1〕1.5コマ（3時間）を15週にわたって実施する．
　　　　　　〔モデル──2〕授業1時限を45分とし，1回の実習授業時間を8時限とする．なお，最終回の実習試験（実技試験および筆記試験）は5時限で行う．可能であれば，6回連続の実習とする．
③実施内容：〔モデル──1〕唾液などの自己検体を用いるものは昼の時間などに採取しておくが，試薬・試料は通常は教員側が用意する．学生は事前の講義（主に手順）を聴いて実習を行う．
　　　　　　〔モデル──2〕実習目標に沿った項目を組み合わせて時間内に達成できるように調整する．なお，自己血・唾液などの自己検体は学生各自，試薬はグループに分けて必要量を学生に調製させ，その他の検体試料などは教員が用意する．
④実習人数：実習室の広さと試料の用意次第で，何人でも可能．
⑤アドバンスコース：時間が許せば実施することが望ましい．

標準モデル

表VII-1，-2に示すとおりである．

表VII-1　標準モデル──1

	区分			回数	実習内容
1	総論	器具の取り扱い		1	器具の取り扱い方
		操作法		2	2倍連続希釈法の実施，血球浮遊液作製
2	血液型	ABO		3	オモテ試験・ウラ試験（スライド法，試験管法）
		ABO抗原検出		4	吸着解離試験（Bm型と抗Bを用いる）
		中和試験		5	唾液の型物質測定によるABO血液型検査
		Rh_0		6	Rh_0血液型検査（weak D検査を含む）（スライド法，試験管法）
3	抗グロブリン試験	IgG抗体検出		7	直接法，間接法
4	不規則抗体検査	スクリーニング法		8	生理食塩液法，ブロメリン法，アルブミン法，間接抗グロブリン試験
		同定法		9	panel cellとの反応（消去法，Fisherの確率計算式を含む）
5	適合血液の選択	交差適合試験		10	主試験のみ（主試験・副試験のもつ意味の解釈を含む）
		総合実習		11	ABO血液型，Rh_0血液型，交差適合試験，不規則抗体同定のすべてを行い，患者に適合する血液を選択する〔患者検体─1，供血者検体─5 ABO異型3，同型2（適合1，不適合1）〕
		実技試験		12	"11回"と同内容で実技試験を行い，評価
6	アドバンスコース	糖転移酵素測定		13	血清中の糖転移酵素測定によるABO血液型の判定
		レクチン反応		14	A_1，Hとピーナツなど各種レクチンとの反応
		HLA		15	リンパ球の分離（比重遠沈法）

表Ⅶ-2 標準モデル──2

区分		回数	実習内容
1 実習前準備	検体の採取と保存	1	採血,唾液採取,検体の処理と保存法
	各種試薬の調製		血球浮遊液,IgG感作血球,ブロメリン溶液,抗血清(抗A,抗B)およびレクチン(抗A_1,抗H)の調製
2 血液型検査	凝集像の見方	2	試験管法による凝集反応の分類
	ABO血液型		オモテ検査〔スライド法(A_1,H,レクチンとの反応を含む),試験管法〕,ウラ検査(試験管法)
	$Rh_0(D)$血液型		スライド法,試験管法(抗グロブリン試験を含む)
3	凝集素価の測定	3	血清中の抗A,抗B凝集素価の測定
	赤血球凝集抑制反応		唾液中のABH型物質測定によるABO血液型検査
	Lewis血液型		Le^a抗原,Le^b抗原の検査
	糖転移酵素活性の測定		血清中の糖転移酵素活性の測定によるABO血液型判定*
抗グロブリン試験	IgG抗体検出		直接抗グロブリン試験
4 不規則抗体検査	スクリーニング法	4	生理食塩液法,アルブミン法,ブロメリン法,間接抗グロブリン試験,ポリエチレングリコール(PEG)-間接抗グロブリン試験〔検体は学生本人の血清と合成検体(たとえば,低力価の抗D抗体を含む血清)〕
	同定法		同定用panel cellとの反応(消去法,Fisherの確率計算式を含む)
5 適合血液の選択	交差適合試験	5	生理食塩液法,アルブミン法,ブロメリン法,間接抗グロブリン試験〔学生検体(各自)と供血者検体(5検体)との反応から学生検体に適合する血液を選択させる.ABO同型—1(適合),ABO異型—3(不適合),合成血(たとえば,O型血球と低力価の抗D抗体を含むAB型血清)—1(不適合)〕
6 実習試験	実技試験	6	"2回"と同様の検査法で血液型を判定させ,その結果を報告させる(検体数:2検体)
	筆記試験		輸血検査の基本的な内容の確認

*印はアドバンスコース

(永尾暢夫・武貞直子・細井英司)

VIII

臨地実習とのかかわり

1 臨地実習に望むもの（学内実習と臨地実習の比較）

VIII 臨地実習とのかかわり

臨地実習における輸血検査を習得するうえで大切なことは，普通検体における一通りの術式が実施できるだけでは不十分であり，まれにしか起こらない希少検体にも的確に対応できる力をつけておくことである．たとえば，ABO血液型検査においては，オモテ・ウラ検査不一致の検体について，その原因を一つひとつ考えながら，正しい血液型を判定できるようになることが必要である．日本人の場合は亜型の頻度は高くないが，自信をもって検査結果を出すためには必要なことであり，この経験が卒業後に現場で役立つのである．

では，この経験を，入学してから卒業するまでの間に，どの時期に，どのようにして行うことが最も効果的であるのか．どの学校でも，学内実習を一通り行ってから臨地実習を実施しているところがほとんどである．学内実習はグループで実習する場合が多く，はじめて輸血検査の基本技術を学ぶので，どうしても基本技術の習得が主な目的となる．実際の現場で遭遇するさまざまな出来事を説明されても，その対処方法まで習得できる学生は少ないと思われる．そのため，実際の検査室で，基本的には1人ずつ実習する臨地実習が非常に重要となる．臨地実習に望まれることは，実習を指導する技師に学内実習の内容をよく知ってもらったうえで，実際の現場で遭遇するいろいろな出来事に対する対処方法を，できるかぎり実施させてもらうことである．

それでは，臨地実習ではどのような実習が行われるのか．もちろん，検査現場に身を置き，実際の検体が検査依頼に基づき検査されていくのを見学できるのであるから，学生が行う実習も，検査ずみの検体を検査依頼に基づき結果を報告するまでの検査の進め方を習得することを目的とする．日常検査においてもまれにしか起こらない希少検体に遭遇することはそれほど経験できるものではないが，実習項目としてはぜひ体験してもらいたい．希少検体を体験することにより，自分で考えながら検査することの重要性を習得することができるからである．

また現在の輸血検査室は，輸血検査法の実施だけでなく，輸血用血液製剤の発注から保管・管理まで責任をもって輸血業務の一元化を行っている．その目的は，血液製剤を有効利用し，安全な輸血を実施し，輸血療法の適正化を行うためである．これは学内実習では経験できないので，ぜひ臨地実習でしっかりと見学してもらいたい．具体的には，各種の輸血用血液製剤に対する保管温度と有効期限を習得し，GVHDの防止法や各血液製剤の適正使用法を学んでいただきたい．

（木寺英明）

2 臨地実習モデル

臨地実習の実施時期や実習期間は学校によってさまざまで，その内容となると臨地実習受け入れ施設の考え方により，かなり異なっているのが現状である．そこで，これから示す臨地実習モデルがどこの実習施設でも行えるかどうかはわからないが，将来，臨床検査技師として輸血検査を実施していくうえで必要だと思われる内容を紹介したいと思う．

臨地実習モデルケース──1

実習時期：学内実習で一通りの輸血検査の基本技術を習得したあと．
実習期間：1週間のうち平日3日間（終日）
実習内容：3日間の主な実習内容を次に示す．

- 1日目　①輸血業務の一元化の目的とその必要性を理解する．
　　　　②依頼箋と実習検体（5～6検体）の配布（依頼項目を確認する）．
　　　　　ABO・Rh血液型検査と抗体スクリーニング検査の実施
- 2日目　①オモテ・ウラ検査不一致検体の血清中型物質検査の実施
　　　　②抗体吸着解離試験（ABO血液型の型判定）の抗体吸着実施
　　　　③抗体スクリーニング検査ならびに抗体同定検査実施
- 3日目　①抗体吸着解離試験（ABO血液型の型判定）の解離試験実施
　　　　②交差適合試験の実施

臨地実習モデルケース──2

実習期間：平日1日間
実習内容：①輸血業務の一元化の目的とその必要性を理解する．
　　　　　　②ABO・Rh血液型検査と抗体スクリーニング検査の実施
　　　　　　③交差適合試験の実施

臨地実習マニュアル

■ 輸血業務の一元化に関する必要事項

輸血業務の一元化とは，輸血に関するすべての業務を1つの部署で集中的に行うことである．

輸血が必要と判断された場合の依頼から使用，副作用報告までの一連の流れを次に示す．

表Ⅷ-1 血液製剤の種類と保管条件および有効期限

血液製剤の種類	保管条件	有効期限
赤血球濃厚液	2～6℃	採血後21日間
洗浄赤血球	2～6℃	製造後24時間
血小板濃厚液	20～24℃（要：振盪）	採血後4日間
新鮮凍結血漿	～－20℃	採血後1年間
自己血	2～6℃	採血後21日間

①外来・病棟から患者さんの血液型と不規則抗体検査の依頼箋が輸血検査室に出される．

②血液型および不規則抗体検査の有無の検査が行われ，結果を外来・病棟に報告する．

③その結果に基づき，血液製剤を指定した輸血用の依頼箋が外来・病棟より出される（表Ⅷ-1）．

④輸血用の依頼箋に基づき，血液センターに血液製剤の依頼を行う．

⑤血液センターからきた血液製剤の保管管理を行う．必要な場合は放射線照射を行う．

⑥輸血用の依頼箋に基づき，交差適合試験を実施し，結果を外来・病棟に報告する．

⑦輸血用の依頼箋に基づき，準備ができたことを報告し，血液製剤を外来・病棟に届ける．

⑧外来・病棟において患者さんに血液製剤の輸血が行われる．

⑨外来・病棟から，使用した血液製剤の状況と副作用の有無の状況の報告を収集，管理する．

以上①～⑨のうち，一元化される前は④⑤⑦⑨を薬剤部が行い，①②⑥を検査部で行っていた．それが一元化されることにより，③⑧を除く①②④⑤⑥⑦⑨を検査部で行うようになった．

そのため，臨床検査技師に求められる知識・技術も向上し，検査技術だけでなく，血液製剤に関する知識はもちろん，輸血療法に関係する知識も要求されるようになった．臨地実習では最低限，血液製剤に関する知識の整理が必要である．

■ 実施マニュアル

①検査依頼箋と実習検体の確認

　担当技師より検査依頼箋と実習検体（5～6検体）が渡されたら，依頼箋と検体を照合する．依頼される検査項目はABO血液型検査，Rh(D抗原)血液型検査，不規則抗体スクリーニング検査，交差適合試験（5～6検体のうちどれかを受血者とし，他を供血者として生食法，アルブミン法，クームス試験で実施する）である．

②ABO血液型検査，Rh(D抗原)血液型検査

　施設により実施方法は異なると思うが，ここでは試験管で実施する方法であ

VIII 臨地実習とのかかわり

る．1検体につき，次のように試験管を用意する．

オモテ検査		ウラ検査			Rh検査	検体
○	○	○	○	○	○	●
抗A	抗B	A血球	B血球	O血球	抗D	

注1：○は試験管を表す．その下は加える試薬を示す．●は検体を表す
 2：氏名や試薬名は書かずに，遠心後もこの順序で並べること

ここで大切なことは，学内実習のように各試験管に試薬名を書かずに実施することである．それでいて間違いを起こさない検査の進め方をしっかりと身につけてもらいたい．

日常検査で検査技師は多くの検体を間違いなくスムーズに検査するために，長年の経験の積み重ねにより工夫や注意事項を編み出してきたのである．それを臨地実習では学んでもらいたい．

5～6検体のなかでオモテ検査とウラ検査が不一致の検体が含まれている場合は，次のように考えて検査を進めていく．

*オモテ・ウラ検査不一致検体の作製（実習施設の検査技師へのアドバイス）
①検査ずみのO型血液とA型またはB型血液を準備する
②O型血液を遠心し，血清を捨てたあと，生理食塩液（以下,生食）で3回洗浄する
③生食で洗浄したO型検体にA型またはB型の血清を入れる
④抗体吸着・解離試験用にCBC（全血算）検体のO型血球を生食で洗浄後，A型またはB型血球を駒込ピペットで5～6滴加える

〔例題〕

抗A	抗B	A血球	B血球	O血球
0	0	+	0	0
（ O型 ）		（ B型 ）		

＜オモテ検査が正しいとすれば何が考えられ，どうすればよいか＞
ウラ検査のB血球に凝集がくれば一致する．そのため，抗B凝集素価が弱いと考え，B血球試験管を水道水で5分間冷やしてから遠心，判定する．

＜ウラ検査が正しいとすれば何が考えられ，どうすればよいか＞
オモテ検査の抗Bに凝集がくれば一致する．そのため，抗B試験管を水道水で5分間冷やしてから遠心判定する．それで凝集がこない場合は，血清中の型物質検査や抗Bの吸着解離試験を行ってB型の亜型かどうかを検査する．

Rh血液型検査で抗D血清と患者血球との反応が陰性の場合は，再検査を行い，それでも陰性の場合は，D陰性確認試験を実施する．

■ 不規則性抗体のスクリーニング検査および同定検査

	I	II	III
	○	○	○
抗原	パネルセル	パネルセル	パネルセル（Di^{a}血球）
抗体	患者血清2滴	患者血清2滴	患者血清2滴
反応	室温で15分反応後，遠心して判定		
反応	PEGを加えて15分反応後，遠心して判定		
洗浄	生理食塩液にて3回洗浄		
反応	抗グロブリン血清を2滴加える		
判定	すぐに遠心後，判定する		

*注意事項として，最近の血液型判定用抗血清はバイオクローン血清が主流となり，抗グロブリン血清で検出できないため，ヒト由来アルブミン液抗血清を加えて不規則性抗体陽性検体を作製する（実習施設の検査技師へのアドバイス）

スクリーニング検査で陽性に出た患者検体のみ，同定用パネルセルを用いて抗

体同定検査を実施する．

■ 交差適合試験

5〜6検体のうちどれかを受血者とし，交差適合試験を実施する．

間接抗グロブリン試験法

浮遊液用	受血者	自己対照	主試験	副試験	供血者	浮遊液用
○	●	○	○	○	●	○
			○	○	●	○

生食法	遠心して判定
反応	PEGを加えて37℃で15分反応
洗浄	生理食塩液にて3回洗浄
反応	抗グロブリン血清を2滴加える
クームス試験	すぐに遠心後，判定する

注1：○は試験管を，●は検体を表す
 2：自己対照には受血者血清2滴と2〜5%受血者血球浮遊液を入れる
 3：血球浮遊液の濃度は生食にて2〜5%に調整すること

ブロメリン法

浮遊液用	受血者	自己対照	主試験	副試験	供血者	浮遊液用
○	●	○	○	○	●	○
			○	○	●	○

生食法	遠心して判定
反応	ブロメンリン液を1滴加えて37℃で15分反応
ブロメリン法	すぐに遠心後，判定する

注1：○は試験管を，●は検体を表す
 2：自己対照には受血者血清2滴と2〜5%受血者血球浮遊液を入れる
 3：血球浮遊液の濃度は生食にて2〜5%に調整すること

（木寺英明）

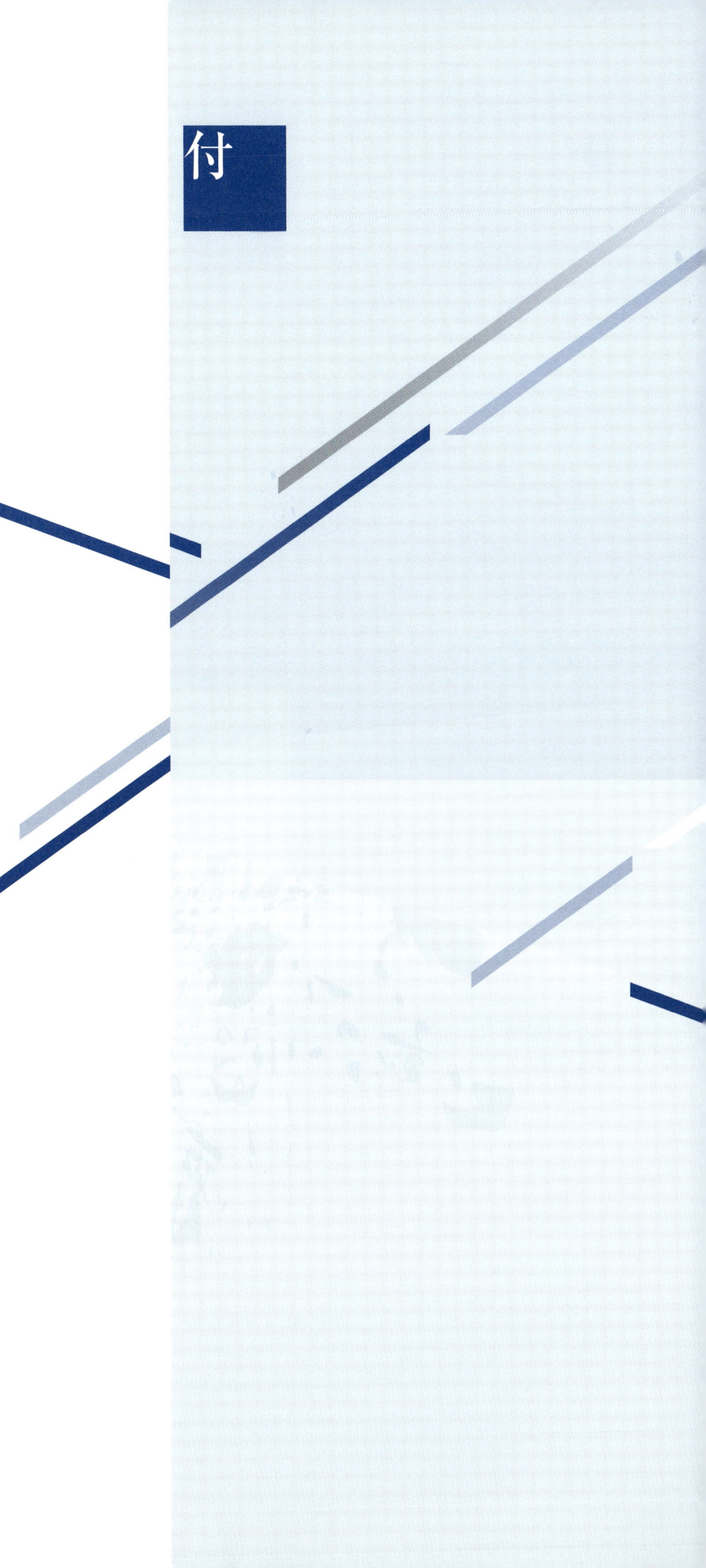

付

付 1 凝集反応の強さの分類とスコア化

凝集反応の強さを分類したり，スコア化（凝集の強さを数値化すること：Marshらの記述法の活用）することにより，凝集反応の結果に客観性をもたせることができる．そのことから，正確を期するためには，同一施設，ひいてはいずれの施設においても同じ判断基準で凝集反応をとらえる訓練をすること（目合わせ）が重要である．それによって，凝集反応の施設を超えた標準化が図れる．その結果，複合抗体，量効果のみられる抗体の検出が可能となる．スコア化することで，同一抗体価を示すものの反応の強さの比較（強弱の有無）ができる．
以下に凝集反応の分類とスコア化の基準の一例を示す（**表1**）．

表1　凝集反応の分類とスコア

凝集反応の強さ	スコア	所見
4+	12	大きな凝集塊を1つ認める
3+	10	大きな凝集塊1つと，いくつかの少し小さな凝集塊を認める
2+	8	多くの小さな凝集塊と大きな凝集塊を認める
1+	5	多くの小さな凝集塊を認める．背景にフリーセルを認める
+w	4	多くのフリーセルを伴い，1+よりさらに小さい凝集塊を認める
0	0	凝集を全く認めない
H		溶血反応を認める

付 2 遺伝子頻度・表現型期待値の計算方法

2アリル（allele）からなるシステムでは，Hardy-Weinbergの式を使って（null型はきわめてまれなものなので0として処理をする），血液型の遺伝子頻度と表現型期待値の計算が行える．

＜Kidd（Jk）血液型を例にとって例示＞

抗Jk^aを用いてN人のヒトを検査したところ，M人のヒトが陽性となったときのJk^a，Jk^bの遺伝子頻度とKidd血液型の表現型期待値は以下の式で表される．

$$Jk^b \text{の遺伝子頻度} = \sqrt{\frac{N-M}{N}}$$
$$Jk^a \text{の遺伝子頻度} = 1 - Jk^b \text{の遺伝子頻度}$$

$$Jk(a+b-) = Jk^a \text{の遺伝子頻度の2乗} = (Jk^a)^2$$
$$Jk(a-b+) = Jk^b \text{の遺伝子頻度の2乗} = (Jk^b)^2$$

$$Jk(a+b+) = Jk^a Jk^b の遺伝子頻度の \times 2 = Jk^a \times Jk^b \times 2$$

〔例〕 抗Jk^aを用いて5,000人のヒトを検査したところ, 3,520人のヒトが陽性となった.

このことから, Jk(a−b−)型が存在しないものと仮定してKidd血液型の遺伝子頻度と表現型期待値を計算すると以下のとおりとなる.

$$Jk^b の遺伝子頻度 = \sqrt{\frac{5,000-3,520}{5,000}} = 0.5441$$
$$Jk^a の遺伝子頻度 = 1 - 0.5441 = 0.4559$$

Jk(a+b−) = 0.4559 × 0.4559 = 0.2078 (20.78%)
Jk(a−b+) = 0.5441 × 0.5441 = 0.2961 (29.61%)
Jk(a+b+) = 0.4559 × 0.5441 × 2 = 0.4961 (49.61%) ………と1 (100%)
となる.

付 3 家系調査時の血液型判定誤りのみつけ方

＜2つの対立遺伝子によって表現される血液型＞

2つの対立遺伝子の組み合わせによってその表現型が表される血液型については, O遺伝子の存在を考えない(O遺伝子:null型の存在はきわめてまれである)で, ABO血液型の遺伝形式を応用して考える.

Kidd血液型を例にとると,

Jk(a+b−)型=AA, Jk(a−b+)型=BB, Jk(a+b+)型=ABとして考え, AO, BOの存在は考えない.

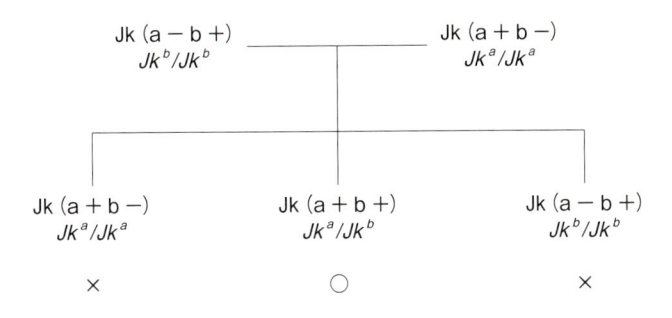

```
           Jk(a−b+)──────────Jk(a+b−)
           Jk^b/Jk^b              Jk^a/Jk^a
              │                      │
      ┌───────┼───────┐
  Jk(a+b−)   Jk(a+b+)   Jk(a−b+)
  Jk^a/Jk^a  Jk^a/Jk^b  Jk^b/Jk^b
      ×         ○          ×
```

×:親子関係の成立を認めない場合(親子関係が成立する場合はJk遺伝子が存在する)
○:親子関係の成立を認める場合

＜Xg^a血液型＞

Xg^a血液型はX染色体上にその遺伝子が存在するので, 血液型検査結果を判断す

るにはそのヒトの性別が重要な情報になる．つまり，男性はXYで，女性はXXとなるので，Xg^{a}の血液型は男性では常にヘテロ個体で，女性はホモ個体とヘテロ個体が存在する．

図1 Xg血液型の親子関係が成立，不成立をみた一例
○印は親子関係が成立するが，×印は成立しない
（検査と技術，28（10）：1263, 2000）

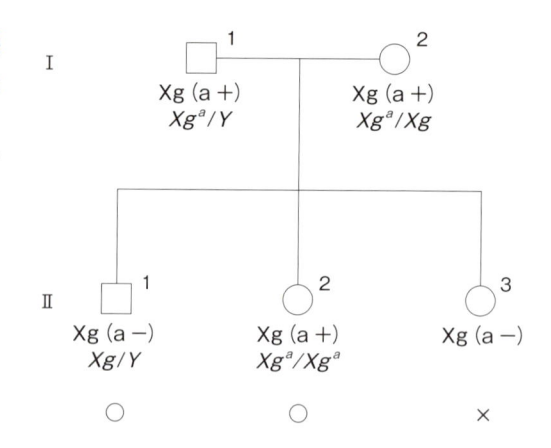

I-1 Xg(a+) Xg^a/Y
I-2 Xg(a+) Xg^a/Xg

II-1 Xg(a−) Xg/Y ○
II-2 Xg(a+) Xg^a/Xg^a ○
II-3 Xg(a−) ×

付4 資料

血液製剤の使用にあたって

厚生労働省（当時厚生省）は1986年に「新鮮凍結血漿・アルブミン製剤・赤血球濃厚液の使用基準」，1989年に「輸血療法の適正化に関するガイドライン」をそれぞれ制定し，1999年には，それらを「血液製剤の使用指針」，「輸血療法の実施に関する指針」として改訂した．そして2005年に再改訂することで，より平易で，利用しやすいかたちにし，わが国の輸血医療の安全性を高めることを目指した．

2003年7月に「採血及び供血あっせん業取締法」と「薬事法」の一部が改正されて「安全な血液製剤の安定供給の確保等に関する法律（血液新法）」が制定され，輸血医療に携わる関係者の責務が明確になり，前述の2つの「指針」が法的根拠をもつようになった．その実情を考えると，医療関係者にとってこの再改訂版の発行は大きな意味がある．2つの指針「輸血療法の実施に関する指針」，「血液製剤の使用指針」は，前者が輸血検査の管理体制，輸血実施の手順書，輸血副作用の追跡システム，輸血療法委員会の活動方法などを具体的に明記した総論的指針で，後者は輸血の適応基準，輸血効果の評価判定法を示した各論的な指針となっている．今日わが国では，本書の内容に従って安全な輸血が行われ，保険請求の根拠にもなっている．

本書はわが国の「輸血のバイブル」といっても過言でない．座右の書として活用いただきたい．

内容の詳細については，厚生労働省編・じほう発行の『血液製剤の使用にあたって（第4版）』（2009年）を参考に願いたい（常に最新版を参考に）．

認定輸血検査技師制度

日本輸血・細胞治療学会，日本臨床衛生検査技師会，日本臨床検査医学会，日本臨床検査同学院の認定する輸血の専門技師資格制度で，臨床検査技師の資格を得て，5年の臨床検査技師歴（5年のうち3年の輸血検査歴を有することが必要）と一定の単位（学会が指定する方法で50単位以上取得）を取得した者が受験資格を得，筆記試験と実技試験を受けて合格すると与えられる資格で，5年更新制．

(永尾暢夫)

【編者所属】
永尾　暢夫
　元神戸常盤大学保健科学部医療検査学科・教授

【著者所属】
永尾　暢夫
　前記
後藤　正徳
　元神戸常盤大学保健科学部医療検査学科・助教
内堀　惠美
　京都橘大学健康科学部臨床検査学科・専任講師
松井　智浩
　九州女子大学家政学部栄養学科・准教授
小野寺　利恵
　山陽女子短期大学臨床検査学科・准教授
細井　英司
　徳島大学大学院医歯薬学研究部保健科学部門医用検査学系・教授
上野　一郎
　香川県立保健医療大学・名誉教授
米田　孝司
　京都橘大学健康科学部臨床検査学科・教授
小黒　博之
　バイオ・ラッド　ラボラトリーズ(株)診断薬　カスタマーサポート部
古杉　光明
　オーソ・クリニカル・ダイアグノスティックス(株)テクニカルソリューションセンター長
高　陽淑
　日本赤十字社近畿ブロック血液センター
谷上　純子
　前・大阪府赤十字血液センター検査部
谷口　菊代
　山陽女子短期大学臨床検査学科・教授
武貞　直子
　神戸常盤大学保健科学部医療検査学科・助手
木寺　英明
　関西医療大学・非常勤講師

臨床検査学実習書シリーズ
輸血・移植検査学　実習書　　ISBN 978-4-263-22323-9

2010年4月25日　第1版第1刷発行
2019年1月10日　第1版第3刷発行

監　修　一般社団法人
　　　　日本臨床検査学教育協議会
編　者　永尾　暢夫
発行者　白石　泰夫
発行所　医歯薬出版株式会社
〒113-8612　東京都文京区本駒込1-7-10
TEL　(03)5395-7620(編集)・7616(販売)
FAX　(03)5395-7603(編集)・8563(販売)
https://www.ishiyaku.co.jp/
郵便振替番号　00190-5-13816

乱丁・落丁の際はお取り替えいたします　　印刷・永和印刷／製本・愛千製本所
© Ishiyaku Publishers, Inc., 2010. Printed in Japan

本書の複製権・翻訳権・翻案権・上映権・譲渡権・貸与権・公衆送信権(送信可能化権を含む)・口述権は、医歯薬出版(株)が保有します．
本書を無断で複製する行為(コピー、スキャン、デジタルデータ化など)は、「私的使用のための複製」などの著作権法上の限られた例外を除き禁じられています．また私的使用に該当する場合であっても、請負業者等の第三者に依頼し上記の行為を行うことは違法となります．

JCOPY ＜出版者著作権管理機構　委託出版物＞
本書をコピーやスキャン等により複製される場合は、そのつど事前に出版者著作権管理機構(電話03-3513-6969,FAX 03-3513-6979,e-mail:info@jcopy.or.jp)の許諾を得てください．